A cura di
Antonio Ciurleo

Pensavo fosse solo un gioco...
Il coraggio, la forza, la vergogna e l'orgoglio di chiedere aiuto

Gruppo di auto aiuto Domodossola e Verbania - KDP

A mio figlio Luca e mia moglie Maria.

Copertina di Barbara Visca

Nessuna parte del presente volume può essere riprodotta o trasmessa in qualsiasi forma o con qualsiasi mezzo elettronico, meccanico o altro senza l'autorizzazione scritta dell'autore, che detiene i diritti del libro, ed a lui ci si dovrà rivolgere per l'utilizzo in ogni ambito.

Tutti i diritti sulle pubblicazioni sono riservati

© 2022 - Antonio Ciurleo

Indice

Introduzione 5

Perché questo libro? 11

Parte I: Come conoscere le patologie legate al gioco d'azzardo 13

Come si riconosce un giocatore compulsivo?

Io sono il gioco

I dodici passi dei Giocatori Anonimi

Cosa direbbe il Gioco Compulsivo di se stesso?

Vademecum di una riunione

Mantenere l'astinenza dal gioco d'azzardo

Il racconto di una riunione

Quando il gioco diventa di classe

La legge della Regione Piemonte del 2016

Il ricorso al Tar

La risposta di Astro al Movimento 5 Stelle di Domodossola

Tanti sforzi annullati con un colpo di spugna

Il caffè è più buono senza slot

Le difficoltà di applicazione della legge regionale 9/2016

Un appello agli organi d'informazione

Il gioco e il lockdown

Le domande del nuovo arrivato al gruppo di auto aiuto

La mia prima riunione

Per me era soltanto un vizio

Parte II: Testimonianze **67**
    Prima era Paolo
    Ero un uomo come tanti
    Il primo anno di non gioco
    Mario giocatore compulsivo
    Ho sempre giocato
    Fermato poco prima di farla finita
    Ciao sono Paolo giocatore compulsivo
    La ricaduta
    Antonio da sempre un giocatore
    Sono Lorenzo e il gioco d'azzardo
    Mariolone 24 ore alla volta: posso, devo e voglio riuscirci
    Il bilancio di 6 anni di Graziano
    Il dramma di un familiare di un giocatore compulsivo
    Testimonianza della figlia di un giocatore
    Io, giocatore compulsivo
    Non riuscivo a smettere di grattare
    Il mio primo anno di sobrietà
    Alessandro si racconta nel silenzio più assoluto
    Vengo al gruppo perché non riesco a smettere
    La storia di Mirella
    Non voglio più scommettere
    Tutto è iniziato con le carte
    Sono rinata grazie alla nascita della mia nipotina
    Una poesia di Pablo Neruda

Postfazione **115**

Introduzione

Le storie che troviamo raccontate in questo libro sono storie vere. Storie di persone come noi. Persone che ad un certo punto della loro vita sono state tentate ad acquistare un "Gratta e Vinci", infilare una monetina in un aggeggio elettronico, oppure ancora sfidare la sorte in una qualsiasi delle mille offerte e tentazioni che ci vengono presentate ogni giorno attraverso una pubblicità che fa leva sulle nostre fragilità e sulle nostre illusioni. Ed allora in un momento di noia, in un momento di delusione, in un momento di eccitazione perché non provare? Perché non tentare la fortuna? Giocare d'azzardo è in fondo una tentazione che attraversa ognuno di noi. Chi infatti non è mai stato tentato di sfidare la fortuna attraverso l'acquisto di un biglietto di una lotteria? Scommettere su una competizione sportiva o passare una serata in compagnia di amici a giocare a poker? Oppure ancora chi non ha mai commentato una vincita fortunata pensando "potevo tentare! avrei potuto essere io"?
Si gioca d'azzardo per le ragioni più varie: per sperimentare la speranza, con poca spesa e con poca fatica, di potere cambiare la propria vita, di migliorarla, di realizzare un piccolo sogno, di sfidare o interrogare la sorte; di provare un'emozione diversa, di regalarsi una parentesi di evasione o distrazione. Tuttavia, questo piccolo ed apparentemente innocuo gesto, come molte testimonianze di questo libro dimostrano, rischia di non ridursi e concludersi in una innocua parentesi di "sogno, speranza, emozione" ma rischia di monopolizzare i pensieri, le attività, le relazioni sociali innescando una escalation che può assumere i contorni e le dimensioni di una vera e propria forma di

dipendenza patologica. Perché il gioco d'azzardo può offrire un momento di "parentesi dal mondo", una parentesi, un luogo "altro" dove si perde la dimensione del tempo e dalla realtà e dove le tante preoccupazioni, i problemi e le fatiche della vita, la famiglia, il lavoro e tutto il resto, passano in secondo ordine. Se si innesca questo meccanismo il gioco diventa sempre più centrale nella vita e nelle preoccupazioni del soggetto. Le perdite si accumulano e si deve trovare denaro per potere continuare.

La causa delle perdite viene attribuita ad un periodo di scarsa fortuna e ci si racconta di poter smettere quando si vuole. Il gioco diventa allora la principale preoccupazione, non si riesce a stare nei limiti che ci si prova ad imporre e si devono inventare giustificazioni, coperture per familiari, amici, colleghi. È a questo punto che si innesca la rincorsa alla perdita che porta a giocare sempre di più , a chiedere prestiti nel tentativo di recuperare il denaro perso ed a raccontare e raccontarsi che "la ruota girerà dalla parte giusta" e grazie alla vincita "che non mancherà" si potrà recuperare tutto il denaro perso , mettere tutto a posto ed "uscirne da vincitore".

E questa è la trappola! Quella di pensare di poter uscire facilmente dalla spirale della dipendenza senza fatica. O peggio ancora pensare di non avere alcun problema e raccontarsi "smetto quando voglio!".

Le testimonianze raccolte in questo libro raccontano invece come sia possibile riprendere il controllo della propria vita ma questo richieda di affrontare alla radice il tema della dipendenza. Perché di dipendenza, di dipendenza patologica stiamo parlando. Una dipendenza tuttavia particolare. Una dipendenza senza sostanza. Una dipendenza che tendiamo a sottovalutare. In fondo si tratta di un comportamento non solo legale ma anche incentivato. Intorno al gioco d'azzardo si sono infatti sviluppate strategie di marketing finalizzate ad avvicinare e trattenere i soggetti attraverso forme di pubblicità sempre più diffuse ed articolate nella ricerca di nuovi target; di nuove modalità di gioco e di nuovi luoghi ove giocare. E la moltiplicazione delle possibilità di incontro con il gioco, come abbiamo visto e stiamo vedendo in Italia, non solo ha portato, come auspicato da parte dell'imprenditoria del gioco d'azzardo, all'aumento dei clienti ma anche all'aumento di casi di problematicità e di dipendenza con costi sociali ed individuali crescenti e difficili da valutare nel loro reale impatto.

È una continua offerta alla quale stiamo assistendo ormai da molti anni e senza soluzione di continuità. Una offerta che non riguarda solo la quantità di giochi ma anche la qualità degli stessi a tal punto che si è trasformata la stessa funzione sociale dei gioco. Sempre meno infatti si gioca insieme ad altri come poteva essere per una partita di carte tra amici. Sempre più si gioca in solitudine "contro" macchine programmate ed alienanti con ritmi velocissimi, che non permettono uno stacco oppure "grattando" ossessivamente biglietti disegnati, pensati e stampati proprio per attirarci e per farci provare.

E poi ancora riprovare. Le tipologie di gioco sono poi diversissime e mirate a target diversi. Ed anche la tipologia dei giocatori è cambiata. Non più e non solo, come una vecchia lettura romantica e stereotipata poteva fare immaginare, giocatori quali soggetti appartenenti a classi sociali abbienti che attraverso il gioco ricercavano nuove forme di emozione in luoghi speciali e lontani dalla nostra quotidianità. La realtà che ci troviamo di fronte è per molti aspetti molto più "normale e banale" e sempre più interessa, attrae e coinvolge strati della popolazione più svantaggiati. I giocatori di oggi sono infatti spesso disoccupati, operai,

donne, immigrati, pensionati.
E per molti il gioco rischia di diventare il luogo ove imbrigliare ed incanalare molte delle frustrazioni (altrimenti distruttive), derivate dall'irraggiungibilità delle mete di successo: un contenitore rassicurante per accettare i fallimenti personali e per vivere la speranza e l'eccitazione di una vincita.
Ma uscire dal circuito del gioco patologico si può e le storie raccontate in questo libro ne sono testimonianza . Ed avere nel nostro territorio, insieme al servizio pubblico ed in collaborazione con lo stesso, due gruppi attivi è una grandissima risorsa che insieme abbiamo creato. Certo non è stato facile e non posso dimenticare come siamo partiti circa venti anni fa quando lavoravo al SerD di Verbania e già ci occupavamo di persone con problemi di gioco d'azzardo. A Milano era attivo il primo gruppo di giocatori anonimi ed a loro chiesi aiuto. Uno di loro generosamente si impegnò a venire a Verbania una sera alla settimana per aiutarci a creare anche noi un gruppo. Non fu semplice all'inizio.
Alcune sere che ci trovammo soli io e lui. Che delusione. Lentamente però qualcuno cominciò timidamente ad arrivare.
Cominciò a costituirsi il primo gruppo e quindi un secondo gruppo a Domodossola.
Questo libro raccoglie alcune testimonianze di chi è riuscito a superare l'orgoglio di pensare di farcela da solo e non si è fatto tentare da facili scorciatoie o fughe ma ha accettato di riconoscere e guardare in faccia la propria fragilità, chiedere aiuto e , giorno dopo giorno, riconquistare la propria dignità, la propria famiglia e prendere in mano la propria vita.
Di vittoria si tratta ma le persone che partecipano a questi gruppi sanno quanto sia una vittoria sempre provvisoria , come non sia possibile vivere sugli allori ed il rischio di ricadere sia sempre presente.

L'augurio è quello che tante persone che si trovano coinvolte nella spirale del gioco d'azzardo possano da queste esperienze, da queste testimonianze, riuscire ad avere il coraggio e la forza di superare le difficoltà, la vergogna e l'orgoglio e chiedere aiuto. Ne vale veramente la pena.

dott. Mauro Croce
Professore a contratto di "Psicologia della devianza e criminalità". Università della Valle d'Aosta

Perché questo libro?

In questo volume ho voluto per prima cosa raccogliere informazioni su come si riconosce un giocatore compulsivo.
Invito tutti a fare il test iniziale per vedere se il germe del gioco patologico è latente anche in voi.
Ma ho voluto soprattutto dare spazio alle testimonianze di giocatori che, con grande fatica, hanno voluto condividere in questo libro tutte le loro brutte esperienze.
Racconti scritti con disperazione anche da persone che non ti aspetti, magari dal tuo vicino di casa.
Se anche solo una persona, leggendo questo libro, prenderà coscienza del proprio problema e vorrà chiedere aiuto, è stato raggiunto l'obiettivo per cui è stato scritto.
Ricordiamo che ci si potrà rivolgersi al SERD della propria ASL o per i residenti nel Verbano Cusio Ossola, ai due gruppi di aiuto di Domodossola e Verbania. In ogni caso basta andare su internet e trovare le tante associazioni che aiutano i giocatori compulsivi.

A.C.

Parte I: Come conoscere le patologie legate al gioco d'azzardo

Quando si gioca per rincorrere l'illusione di recuperare il denaro perso, il giocatore non è più tale, ma diventa malattia e dipendenza. Questa prima parte ha lo scopo di introdurre il lettore al mondo del gioco d'azzardo compulsivo, affrontando, seppur brevemente, gli aspetti teorici della patologia. Il gioco d'azzardo patologico, che qualcuno definisce "ludopatia", termine che però non condivido ed ho volutamente evitato di usare, è stato oggetto anche del dibattito politico.

Come si riconosce un giocatore compulsivo?

Non è facile rispondere a questa semplice domanda. Cercando su internet "giocatore compulsivo" appare la seguente definizione:
«Un giocatore compulsivo, o patologico, è una persona che non è in grado di resistere ai suoi impulsi di scommettere. Ciò porta a gravi conseguenze personali e sociali. L'impulso a giocare diventa così forte che la tensione può essere alleviata solo attraverso ulteriore gioco»[1].
Ma come ci si accorge di essere giocatori compulsivi? Secondo alcune associazioni che aiutano i malati di gioco, solo dopo "aver toccato il fondo" e preso coscienza della propria dipendenza, si può iniziare un percorso di guarigione vale a dire di "non gioco".
Ma arrivare a prendere coscienza è facile solo a parole ma non nei fatti. Il giocatore compulsivo è convinto di poter smettere quando vuole, mentendo a se stesso e alla sua famiglia, vivendo solo ed unicamente per trovare sempre più soldi per giocare.
Si può essere giocatori compulsivi con dipendenze dalle slot, dal lotto, dalle scommesse in genere oppure dalle lotterie istantanee dei "gratta e vinci".
Le ultime scoperte medico scientifiche parlano di dipendenza anche da telefonini, dalla rete, da videogiochi e da compulsività per gli acquisti.
In questo libro raccontiamo storie di giocatori compulsivi. Ma prima è necessario rispondere ad una domanda: come si riconosce una persona affetta da questa patologia?

Esiste un questionario dell'associazione Giocatori Anonimi Italia, composto da venti domande alle quali è

---
[1] https://www.zanusso.it/gioco-dazzardo-patologico/

necessario rispondere sinceramente con un si o no.

Ecco il questionario:

1. Hai mai perduto tempo dal lavoro per il gioco?
2. Il gioco ha mai reso la tua vita familiare infelice?
3. Il gioco ha danneggiato la tua reputazione?
4. Hai mai sentito rimorso dopo il gioco?
5. Hai mai giocato per ottenere soldi con i quali pagare debiti o risolvere difficoltà finanziarie?
6. Il gioco ha causato diminuzione di ambizioni o efficienza?
7. Dopo una perdita, hai mai sentito il bisogno di ritornare per vincere quanto perduto?
8. Dopo una vincita sentivi il bisogno di ritornare e vincere di più?
9. Hai mai giocato fino all'ultima lira?
10. Hai mai chiesto prestiti per giocare?
11. Hai mai venduto qualcosa per finanziare il gioco?
12. Eri riluttante ad usare i soldi destinati al gioco per altri scopi?
13. Il gioco ti ha mai fatto mancare alle necessità della tua famiglia?
14. Hai mai giocato più a lungo del preventivato?
15. Hai mai giocato per allontanarti da disagi o problemi?
16. Hai mai commesso – o pensato di commettere – atti illegali per finanziare il gioco?
17. Hai mai avuto difficoltà a dormire per il gioco?
18. Difficoltà, discussioni, frustrazioni o altro ti spingevano verso il gioco?
19. Ti sei mai sentito spinto a festeggiare momenti felici con qualche ora di gioco?
20. Hai mai pensato all'autodistruzione quale risultato del gioco?

Secondo questa associazione, rispondendo affermativamente a sei domande potenzialmente si è un giocatore compulsivo.

Da qui il consiglio di rivolgerti al SERD, servizio pubblico dell'ASL contro le dipendenze, e frequentare i gruppi di auto aiuto esistenti sul territorio.

Nel Verbano Cusio Ossola ne operano due: a Verbania e Domodossola si riuniscono una volta alla settimana per affrontare i problemi dei giocatori compulsivi.
Con l'aumentare dei giochi on line, dei gratta e vinci e della scommesse, la dipendenza si è moltiplicata. C'è chi ha compulsività per le slot, chi per le lotterie istantanea, chi per i numeri in generale.
Nei due gruppi di auto aiuto del Vco sono presenti varie forme di dipendenza.
Il termine ludopatia si addice alla condizione di dipendenza dal gioco d'azzardo. Nei testi di ambito medico-psichiatrico e psicologico compare come sinonimo non preferenziale di gioco d'azzardo patologico. Quest'ultima definizione, anche nella forma abbreviata dell'acronimo G.A.P., è il termine tecnico e raccomandato. Esso trova posto nelle classificazioni scientifiche come il DSM 5).

Sintomi del gioco d'azzardo patologico:
Nel DSM 5 il GAP è definito come un "comportamento problematico persistente o ricorrente legato al gioco d'azzardo. Questo porta a disagio o compromissione del funzionamento individuale clinicamente significativi". Per diagnosticare la "ludopatia" devono essere rilevate quattro (o più) delle seguenti condizioni entro un periodo di 12 mesi:
- Bisogno di giocare quantità crescenti di denaro per ottenere l'eccitazione desiderata.
- Irrequietezza o irritabilità se si riduce o si sospende il gioco.
- Ripetuti sforzi infruttuosi per controllare, ridurre o smettere di giocare.
- Presenza di pensieri persistenti inerenti il gioco (per esempio la persona ha pensieri persistenti, rivive passate esperienze di gioco, analizza gli ostacoli e pianifica la prossima giocata, pensa ai

- modi di ottenere denaro con cui giocare, etc...).
- La persona gioca quando si sente a disagio (per esempio indifeso/a, colpevole, ansioso/a, depresso/a).
- Dopo aver perso denaro (anche cifre ingenti) spesso torna a giocare per ritentare ("rincorrere" le proprie perdite).
- Menzogne per occultare l'entità del coinvolgimento nel gioco.
- Compromissione delle relazioni significative, problemi sul lavoro o con lo studio a causa del gioco.
- Richieste agli altri per procurarsi il denaro necessario a risollevare situazioni finanziarie causate dal gioco.

In questo libro sono state raccolte le testimonianze, alcune anche drammatiche, di giocatori compulsivi, con la speranza che possano servire a far prendere coscienza anche a chi crede di non aver questi problemi. I nomi usati sono di pura fantasia, ma si tratta di storie vere accadute magari al tuo vicino di casa.

La speranza è che si possa aiutare qualcuno per uscire da questa dipendenza.

Io sono il gioco

Durante le riunioni, ad esempio nei gruppi di auto aiuto di Domodossola e Verbania, molto spesso viene letta questa poesia. La lirica, di cui non siamo riusciti a reperire l'autore, viene proposta soprattutto all'arrivo di un nuovo giocatore d'azzardo, e viene "tramandata" attraverso fotocopie, da diversi anni.

Io odio le riunioni spirituali,
Io odio i poteri superiori
Io odio chiunque segua un programma.

A tutti coloro che entrano in contatto com me,
auguro la sofferenza, la disperazione e la solitudine.
Permetti? Mi presento
Sono la malattia del gioco compulsivo.
Io sono astuto, sconcertante e potente.
Questo sono io.

Ho distrutto milioni di persone e
molte altre distruggerò.
Mi piace prenderti con l'effetto sorpresa.
Mi piace far finta,
Essere tuo amico e amante.

Ti ho dato conforto, no?

Non ero li quando eri solo?
Quando soffrivi o eri agitato
Non ti ho chiamato a me e ti ho confortato?
Ero li, sempre in ogni momento, che ci fosse il sole o che piovesse,
che ci fosse un compleanno o un funerale, c'ero sempre.

Quanto mi piace farti ridere e gioire
E poi vederti piangere e soffrire.

Meglio ancora mi piace farti intorpidire fino al punto di non sentire più ne gioie e ne dolori.
Questa per me è vera gratificazione, tutto ciò che chiedo a te, è la sofferenza a lungo termine.

Sono stato sempre presente e quando le cose andavano bene e funzionavano nella tua vita, mi hai invitato di nuovo a stare con te.
Tu pensavi di non meritare queste cose buone e io ero sempre d'accordo con te.
Insieme siamo stati capaci di distruggere tutte le cose buone della tua vita.

La gente non mi prende seriamente, loro considerano problemi seri gli attacchi di cuore,
le malattie genetiche,
le droghe o l'alcol, anche il diabete
prendono seriamente, ma a me non considerano.

Io so che tu mi odi,
Ma non sono io che mi sono invitato
Sei tu che hai scelto di avermi,
Tanti mi hanno scelto
In momenti di apparente realtà di pace.

Ma più di quanto tu odi me,
Io odio te e tutti coloro come te.

Vi odio
Voi che avete scelto di seguire un programma a 12 passi
Io odio il vostro programma
Io odio le vostre riunioni

Ma soprattutto le vostre unioni,
Il vostro potere superiore,

"Signore, concedimi la serenità
Di accettare le cose che non posso cambiare,
La forza ed il coraggio
Di cambiare le cose che posso cambiare e
La saggezza di comprendere la differenza.
Concedimi la pazienza per i cambiamenti,
Che richiedono tempo,
La capacità di accettare,
Tutte quelle che ho,
La tolleranza per quelli
Che hanno lotte diverse dalla mia
E la forza di rialzarmi e riprovarci di nuovo.
Un giorno alla volta".

Io odio la vostra associazione.
Vi odio
Tutto questo mi indebolisce,
E non riesco a far funzionare il mio modo di essere.
Allora devo stare qui tranquillo e in attesa.

Tu non mi vedi più, ma io sono sempre più grande che mai, nascosto in attesa, per sempre cercherai di tenermi a bada, ma i sono qui in attesa di incontrarti di nuovo

E se questo accadrà sarò pronto di ridarti
Sofferenza e disperazione.

Io sono la malattia del gioco compulsivo.

I dodici passi dei Giocatori Anonimi

Fra le associazioni che si occupano del disturbo da gioco d'azzardo abbiamo Giocatori Anonimi Italia.
Il programma di recupero consiste nella condivisione del problema con persone che ti possono capire senza giudicarti con il supporto della lettura di dodici passi che vengono poi commentati ed integrati con l'esperienza di ogni partecipante.
Il testo che riportiamo è tratto dal capitolo V del volume Un nuovo inizio, traduzione del libro *"A new beginning"*, pubblicato negli Usa nel 1989[2].
Ecco in sintesi cosa trattano i dodici passi:

«*Passo 1*
Il nostro comune benessere dovrebbe venire in primo luogo: il recupero personale dipende dall'unità del gruppo.
Il nostro comune benessere è basato sul desiderio di smettere di giocare d'azzardo e di risolvere il nostro comune problema.
Il recupero personale dipende soprattutto da questa meta comune.

Passo 2
I nostri leader non sono altro che dei servitori di fiducia: essi non governano.
Giocatori Anonimi in primo luogo conta sulla coscienza di gruppo per mantenere il suo funzionamento. Egoismo e orgoglio tendono a sparire se si ascolta la Coscienza di Gruppo. L'accettazione è lo spirito e la caratteristica che possono portaci avanti.

---

[2] In questo caso si tratta della seconda edizione italiana del 2011, precisamente pp. 49-57.

Passo 3
L'unico requisito per essere membri di giocatori anonimi è il desiderio di smettere di giocare.
Indipendentemente da chi una persona sia o di quanto gravi possano essere le sue complicazioni legali e finanziarie, Giocatori Anonimi accoglie chiunque esprima un desiderio di smettere di giocare.
Per il membro dell'associazione non ci sono quote da pagare o impegni da firmare.

Passo 4
Ogni gruppo dovrebbe essere autonomo tranne che per questioni riguardanti altri gruppi oppure giocatori anonimi nel suo insieme.
Ogni gruppo di Giocatori Anonimi ha grande libertà per condurre i propri affari all'interno della struttura dell'Associazione. Ciò preserva la libertà di scelta che è così importante per la coscienza di gruppo.

Passo 5
Giocatori anonimi ha un solo scopo principale: trasmettere il messaggio al giocatore compulsivo che ancora soffre.
Raggiungere i giocatori compulsivi è la meta principale attorno alla quale i membri di Giocatori Anonimi partecipano all'unisono.

Passo 6
Giocatori Anonimi non dovrebbe mai avallare, finanziare o prestare il nome di GIOCATORI ANONIMI ad alcuna istituzione similare od organizzazioni esterne per evitare che problemi di denaro, di proprietà e prestigio possano distrarci dal nostro scopo primario.
Giocatori Anonimi funziona in larga parte perché il programma è mantenuto puro e fuori di ogni interesse. Energia, tempo, denaro e sforzi sarebbero sprecati per supportare qualche causa od organizzazione esterna.

Passo 7
Ogni gruppo di Giocatori Anonimi dovrebbe mantenersi completamente da solo, rifiutando contributi esterni.
Se fosse permesso a qualcun altro al di fuori dei membri di dare contributi a Giocatori Anonimi, quella persona potrebbe prendersi il diritto di esprimere la sua opinione sul modo in cui scegliamo di gestire ls nostra Associazione.

Passo 8
Giocatori Anonimi dovrebbe rimanere un'entità non professionale ma i nostri centri di servizio potranno assumere degli impiegati appositi.
Giocatori Anonimi opera sul principio che i giocatori compulsivi possono meglio aiutarsi l'un con l'altro a recuperare senza l'uso di servizi professionali esterni.

Passo 9
Giocatori Anonimi, come tale, non dovrebbe mai essere organizzato, ma noi possiamo costituire dei consigli o comitati di servizio con responsabilità diretta verso coloro che essi servono.
Giocatori Anonimi è guidata dallo spirito di servizio e non dalle imposizioni di un'autorità costituita.

Passo 10
Giocatori Anonimi non ha opinioni su questioni esterne: di conseguenza il nome di giocatori Anonimi non dovrebbe mai essere coinvolto in nessuna controversia pubblica.
La sopravvivenza e la crescita di Giocatori Anonimi è di gran lunga più importante che prendere posizioni su qualsiasi questione esterna all'Associazione.

Passo 11
La nostra politica di pubbliche relazioni si basa sull'attrazione piuttosto che sulla propaganda. Noi abbiamo

sempre bisogno di mantenere l'anonimato personale a livello di stampa, radio, filmati televisione.
L'associazione non si vanta dei propri risultati né suona le trombe per attirare nuovi membri.

Passo 12
L'anonimato è la base spirituale del programma di Giocatori Anonimi, che sempre ci ricorda di porre i principi al di sopra delle personalità.
In Giocatori Anonimi i principi dell'Associazione sono posti prima delle personalità, senza eccezioni».

Cosa direbbe il Gioco Compulsivo di se stesso?

«*Io sono il Gioco Compulsivo, non sono il gioco.*
Io odio le riunioni spirituali, io odio i poteri superiori...
Io odio chiunque segua un programma.
Non sono il Gioco.
A tutti coloro che entrano in contatto con me auguro la sofferenza, la disperazione e la solitudine.
Permetti mi presento, sono astuto, sconcertante e potente, questo sono io.
Ho distrutto milioni di persone e molte altre distruggerò.
Mi piace prenderti con l'effetto sorpresa. Mi piace far finta di niente, essere tuo amico e amante.
Ti ho dato conforto, no?
Non ero lì quando eri solo? Quando soffrivi o eri agitato?
Non ti ho chiamato a me e ti ho confortato?
Ero li, sempre in ogni momento, che ci fosse il sole o che piovesse, che ci fosse un compleanno o un funerale c'ero sempre.
Quanto mi piace farti ridere e gioire e poi vederti piangere e soffrire.
Meglio ancora mi piace farti intorpidire fino al punto di non sentire né più gioie né dolori.
Questa per me è vera gratificazione, tutto ciò che chiedo a te è la sofferenza a lungo termine.
Sono sempre stato presente e quando le cose andavano bene nella tua vita, mi hai invitato di nuovo a stare con te.
Tu non pensavi di non meritare queste cose e io ero sempre d'accordo con te: insieme siamo stati capaci di distruggere tutte le cose buone della tua vita.
La gente non mi prende seriamente, loro considerano problemi seri gli attacchi di cuore, le malattie genetiche, le droghe o alcool, anche il diabete prendono seriamente, a me

invece non mi considerano.
IO so che tu mi odi ma non son ostato io che ti ho invitato, sei tu che hai scelto di avermi.
Tanti mi hanno scelto in momenti di apparente realtà di pace.
Ma più di quanto tu odi me, io odio te e tutti quelli come te, VI ODIO!!!!
Voi avete scelto di seguire un programma a 12 passi, io odio i vostro programma.
Io odio le vostre riunioni, ma soprattutto le vostri unioni.
Io odio il vostro potere superiore.
Signore concedimi la serenità di accettare le cose che non posso cambiare, la saggezza di comprendere la differenza.
Concedimi la pazienza per i cambiamenti che richiedono tempo, la capacità di accettare tutto quello che ho, la tolleranza per quelli che hanno lotte diverse dalla mia e la forza di alzarmi e di riprovarci di nuovo un giorno alla volta.
Io odio …tutto questo mi indebolisce e non riesco a far funzionare il modo di essere: allora devo stare tranquillo in attesa. Tu non mi vedi, ma io sono sempre più grande che mai, nascosto in attesa, per sempre cercherai di tenermi a bada, ma io sono qui in attesa di incontrarti di nuovo e se questo accadrà sarò pronto a darti la sofferenza e disperazione.
Io sono la malattia del gioco compulsivo»[3].

---

[3] Il presente testo è tratto dal video "Un viaggio, non una destinazione", realizzato dal gruppo Giocatori Anonimi di Firenze. https://youtu.be/KqBtMwZGMM0

Vademecum di una riunione

Il gruppo di auto aiuto di Domodossola si riunisce ogni venerdì sera, dalle 20,45 presso Casa don Gianni.
Ciascuno si presenta con il proprio nome: "Ciao sono Antonio, giocatore compulsivo e non gioco da...".
Si passa poi alla lettura di un brano che ciascuno a turno commenta.
Ecco un esempio: "Ho mai smesso di pensare che l'impulso a uscire dalla corrente e dire qualcosa di non carino o persino viscido, di seguito, mi avrebbe ferito molto più della persona a cui era diretta?
Devo cercare costantemente di calmare la mia mente prima di agire con impazienza od ostilità, poiché la mia mente può, in questo modo, essere la nemica più grande che conosco.
Guarderò prima. Penserò prima di parlare, e cercherò di evitare per quel che mi è impossibile?"
Alla riunione partecipano da 4 fino ad 10 persone. Poche? Onestamente penso di si, ma prendere coscienza del problema non è facile. Subentra la vergogna di essere marchiati a vita.
Nella riunione nessuno esprime giudizi sugli altri. I piccoli successi di non gioco di una persona sono da considerare successi di tutto il gruppo così come gli insuccessi.
Il gruppo festeggia il traguardo il primo anno di sobrietà con una bella torta. In quell'occasione la riunione è aperta non solo ai giocatori compulsivi, ma anche ai familiari.
La riunione termina con la seguente preghiera, recitata all'unisono da tutti.

Signore,
concedimi la serenità di accettare le cose che non posso cambiare,

Il coraggio di cambiare quelle che posso
E la saggezza di conoscere la differenza.

La stessa preghiera è stampata sulle medaglie di "non gioco" che vengono date a chi raggiunge l'obiettivo dal primo anno in poi. Ci sono anche poi traguardi intermedi con il portachiavi dei primi 30 giorni di "non gioco" e poi dei sei mesi.

Per i successivi traguardi annuali ognuno è libero di fare quello che vuole, ma di solito i partecipanti portano un piccolo rinfresco per celebrare il giorno da quando è iniziato la sobrietà poiché si tratta di una data che ha cambiato realmente la loro vita.

Prima del Covid ci si dava la mano stringendosi intorno ad un cerchio. Ora la stretta è virtuale.

La riunione termina con la raccolta della "settima". Si tratta di offerte di pochi euro che ogni persona offre al gruppo, fondi che il gruppo utilizza per organizzare la festa per il primo anno di non gioco.

Mantenere l'astinenza dal gioco d'azzardo

Ecco alcuni suggerimenti per il recupero nel programma del Gruppo di auto/aiuto di Domodossola in questo decalogo di dieci punti, tratti sempre dal manuale "*Un nuovo inizio*".

«1 - *Il Gruppo viene al primo posto. Non c'è cosa più importante al mondo per il giocatore compulsivo in recupero che frequenta le riunioni. Una vita può dipendere dall'adesione a questo principio.*
2 - *Frequenta le riunioni per te stesso. Questo percorso è per il giocatore compulsivo che vuole vivere una vita migliore senza giocare d'azzardo. Metti te stesso al primo posto!*
3 - *il contatto frequente (per mail o per telefono) tra membri è vitale per mantenersi forti tra una riunione e l'altra o per fortificarsi durante i periodi più duri di un giocatore compulsivo.*
4 - *Incontrasi con altri giocatori compulsivi di altri gruppi e realtà serve per ricordare a ciascuno che ci sono altre persone che veramente capiscono e possono aiutare.*
5 - *Nessuno, nemmeno un altro giocatore compulsivo in recupero può aiutarci se non chiediamo e vogliamo il suo aiuto.*
6 -*Il desiderio di diventare una persona migliore, senza il gioco d'azzardo, è assolutamente necessario per iniziare un programma di recupero duraturo.*
7 - *Fare qualcosa per i nostri problemi quotidiani e per i nostri difetti di carattere è sicuramente il modo più sicuro per mantenere e consolidare il nostro recupero. Ricordati che parlare costa poco, ma le parole non portano a nulla senza un'azione equivalente.*
8 - *Questo percorso funziona solo per coloro che possono ammettere e accettare il loro problema su basi giornaliere.*
9 - *Testimoniare alle riunione fa bene a te così come a tutti*

gli altri che possono prendere forza da te. La testimonianza è la nostra medicina: danne e prendine quante ne puoi.
10 - Smettila di pensare al gioco d'azzardo. Prenditi una pausa»[4].

---

[4] *Un nuovo inizio*, 2a edizione, p. 19.

Il racconto di una riunione

Il gruppo di auto aiuto di Domodossola è stato citato anche dai mezzi di informazione. Ad esempio il bisettimanale Eco Risveglio, ha dedicato più volte articoli ed approfondimenti a questo fenomeno. Ad esempio nel numero 8 del 24 gennaio 2019, a p. 5, la pagina si apre con un articolo che titola *"Domo, in un anno spesi 52 milioni al gioco. È il dato più alto tra i Comuni del Vco"*. E come subordinato, un articolo dal titolo "Liberatorio stracciare il Gratta&Vinci davanti a tutti", che riportiamo integralmente:

«Forse non tutti sanno che a Domodossola, presso Casa don Gianni, esiste un gruppo di auto aiuto per chi soffre di gioco d'azzardo patologico.
Il gruppo si ritrova tutti i venerdì, dalle ore 20.45, una riunione aperta a tutti coloro che ammettono di avere un problema di dipendenza da gioco.
Esiste anche un numero telefono il 353 4039678 attivo 24 ore al giorno per 365 giorni all'anno che, chiunque ne avesse bisogno, può chiamare.
Come diceva una nota pubblicità "una telefonata può allungare la vita" e dare la svolta.
Le riunioni sono garantite dall'anonimato. Quello che viene detto rimane dentro il gruppo.
Ci è stato concesso di assistere ad una riunione garantendo l'anonimato. Ecco cosa è accaduto.
Alla riunione sono presenti cinque persone. Si inizia leggendo il passo di un libro proprio sul gioco e la sua dipendenza. Una lettura alternata fra i vari componenti presenti che a turno commentano quanto letto.
Si tratta di un brano che ammette la dipendenza del gioco.
Poi a turno i presenti alla riunione esprimono la loro

opinione sull'esperienza del non gioco e le difficoltà avuto in quella settimana di astinenza dal gioco. Iniziano dicendo il proprio nome sostenendo che si è un giocatore compulsivo. Un modo per prendere coscienza della propria dipendenza. Dei cinque presenti uno è da 17 anni che ha smesso di giocare. Un altro da quattro, poi qualcuno da poco più di un anno e c'è anche chi non gioca da solo 100 giorni essendo ricaduto nella spirale del gioco.
La riunione dura quasi due ore e ogni persona che racconta la propria settimana e le difficoltà riscontrate nel non giocare.
Assistiamo anche ad una scena molto emblematica.
Una persona tira fuori dal portafoglio un biglietto di Gratta e vinci. "L'ho avuto in regalo dal mio tabacchino per Natale - dice - e da giocatore l'ho tenuto in tasca. Ora però voglio condividere questo mio gesto con il gruppo".
Prende il gratta e vinci e lo rompe in mille pezzi.
Tutto questo grazie alla forza del gruppo.
La riunione finisce con appuntamento fra sette giorni».

Quando il gioco diventa di classe

Sempre Eco Risveglio (n. 34 del 25 aprile 2019, p. 12) ha dedicato spazio anche all'incontro svoltosi nell'aprile 2019 al teatro Galletti di Domodossola, con l'articolo "Il gioco d'azzardo, «piaga sottovalutata»", di cui riportiamo alcuni stralci.

«[…] *La legge proibisce ai minori di 18 anni di giocare alle scommesse ed acquistare biglietti della lotteria istantanea "gratta e vinci". Se i biglietti delle scommesse vengono appesi sul muro di una classe di quarta superiore ossolana il fatto è ancora più grave. Le giocate, numerose, ricoprivano una parete della classe e il fatto risale allo scorso anno scolastico. Viene da chiederci come mai nessun insegnante, che svolge il compito di educatore, abbia detto o fatto nulla.*
A denunciare questa situazione, che potrebbe avere anche ripercussioni penali, un educatore durante il dibattito sui giochi d'azzardo organizzato mercoledì sera al Teatro Galletti. […]
Incredulità nel sentire questa storia durante un dibattito sulla ludopatia organizzato a Domodossola dall'associazione Libera del Vco.
D'altro canto, come evidenziato dai relatori durante il convegno, l'industria delle scommesse sta cercando di rivolgersi a gente sempre più giovane. Non a caso nella vicina Gravellona Toce ci sono slot per minori come ha dimostrato il relatore dott. Mauro Croce.
E bene ricordare che sono previste pesanti sanzioni, anche penali, per chi fa giocare i minorenni. Il fatto che poi questo fosse in bella vista sulla parete di una classe scolastica di persone quasi tutte minorenni (salvo qualche ripetente), è ancora più grave».

La legge della Regione Piemonte del 2016

Una legge bipartisan votata da tutto il consiglio regionale quella del 2016 per combattere il gioco d'azzardo compulsivo; con questa legge la Regione Piemonte diventa leader a livello nazionale, ma la battaglia per la sua approvazione è stata lunga e complessa.
Ecco tutti gli articoli per comprendere la novità di questa legge:

«Art. 1.
(Finalità)
1. La presente legge, nell'ambito delle competenze spettanti alla Regione in materia di tutela della salute e di politiche sociali, detta norme finalizzate a prevenire il gioco d'azzardo patologico (GAP) e a tutelare le fasce più deboli e maggiormente vulnerabili della popolazione, nonché a contenere l'impatto delle attività connesse all'esercizio del gioco lecito sulla sicurezza urbana, sulla viabilità, sull'inquinamento acustico e sulla quiete pubblica.
2. La Regione promuove interventi finalizzati:
a) alla prevenzione ed al contrasto del gioco d'azzardo in forma problematica o patologica, nonché al trattamento terapeutico ed al recupero dei soggetti che ne sono affetti ed al supporto delle loro famiglie, nell'ambito delle competenze regionali in materia socio-sanitaria;
b) alla diffusione ed alla divulgazione dell'utilizzo responsabile del denaro attraverso attività di educazione, informazione, divulgazione e sensibilizzazione anche in relazione ai contenuti dei diversi giochi a rischio di sviluppare dipendenza;
c) al rafforzamento della cultura del gioco misurato, responsabile e consapevole, e al contrasto, alla prevenzione ed alla riduzione del rischio della dipendenza dal gioco;
d) a stabilire misure volte al contenimento dell'impatto negativo delle attività connesse alla pratica del gioco sul tessuto sociale, sull'educazione e formazione delle nuove generazioni.

Art. 3.
(Piano integrato per il contrasto, la prevenzione e la riduzione del rischio della dipendenza dal gioco d'azzardo patologico)
1. Entro novanta giorni dall'entrata in vigore della presente legge, il Consiglio regionale approva, su proposta della Giunta regionale, il piano integrato per il contrasto, la prevenzione e la riduzione del rischio della dipendenza dal gioco d'azzardo patologico, di durata triennale, al fine di promuovere:
a) interventi di prevenzione del rischio della dipendenza dal gioco mediante iniziative di sensibilizzazione, educazione ed informazione finalizzate, in particolare:
1) ad aumentare la consapevolezza sui fenomeni di dipendenza correlati al gioco per i giocatori e le loro famiglie, nonché sui rischi relazionali e per la salute;
2) a favorire e stimolare un approccio consapevole, critico e misurato al gioco;
3) ad informare sull'esistenza di servizi di assistenza e cura svolti da soggetti pubblici e dai soggetti del terzo settore accreditati presenti sul territorio regionale e sulle relative modalità di accesso;
4) ad informare i genitori e le famiglie sui programmi di filtraggio e blocco dei giochi on line;
5) a diffondere la conoscenza sul territorio regionale del logo identificativo "Slot no grazie" di cui all' articolo 4, comma 2 ;
b) interventi di formazione ed aggiornamento, obbligatori ai fini dell'apertura e della prosecuzione dell'attività, per i gestori e il personale operante nelle sale da gioco e nelle sale scommesse e per gli esercenti che gestiscono apparecchi per il gioco di cui all'articolo 110, commi 6 e 7 del r.d. 773/1931 ;
c) la previsione, tramite l'estensione di numeri verdi esistenti, di un servizio specifico finalizzato a fornire un primo livello di ascolto, assistenza e consulenza telefonica per l'orientamento ai servizi, i cui riferimenti sono affissi su ogni apparecchio per il gioco di cui all'articolo 110, commi 6 e 7 del r.d. 773/1931 e nei locali con offerta del gioco a rischio di sviluppare dipendenza;
d) campagne annuali di informazione e di diffusione di strumenti di comunicazione sui rischi e sui danni derivanti dalla dipendenza dal gioco in collaborazione con le organizzazioni del terzo settore competenti e con tutti i portatori d'interesse;

e) l'attivazione di interventi di formazione ed aggiornamento degli operatori dei servizi per le dipendenze dedicati alla presa in carico ed al trattamento di persone affette da patologie correlate al disturbo da gioco;
f) interventi di supporto amministrativo per i comuni in caso di avvio di azioni legali su tematiche collegate al gioco.
2. Per l'attuazione degli interventi previsti al comma 1, la Regione può stipulare convenzioni ed accordi con i comuni, in forma singola od associata, le aziende sanitarie locali (ASL), i soggetti del terzo settore e gli enti accreditati per i servizi nell'area delle dipendenze, le associazioni dei consumatori e degli utenti, le associazioni di categoria delle imprese e degli operatori di settore.
Art. 5.
(Collocazione degli apparecchi per il gioco lecito)
1. Per tutelare determinate categorie di soggetti maggiormente vulnerabili e per prevenire il disturbo da gioco, è vietata la collocazione di apparecchi per il gioco di cui all'articolo 110, commi 6 e 7 del r.d. 773/1931 in locali che si trovano ad una distanza, misurata in base al percorso pedonale più breve, non inferiore a trecento metri per i comuni con popolazione fino a cinquemila abitanti e non inferiore a cinquecento metri per i comuni con popolazione superiore a cinquemila abitanti da:
a) istituti scolastici di ogni ordine e grado;
b) centri di formazione per giovani e adulti;
c) luoghi di culto;
d) impianti sportivi;
e) ospedali, strutture residenziali o semiresidenziali operanti in ambito sanitario o socio-sanitario;
f) strutture ricettive per categorie protette, luoghi di aggregazione giovanile ed oratori;
g) istituti di credito e sportelli bancomat;
h) esercizi di compravendita di oggetti preziosi ed oro usati;
i) movicentro e stazioni ferroviarie.
2. I comuni possono individuare altri luoghi sensibili in cui si applicano le disposizioni di cui al comma 1, tenuto conto dell'impatto degli insediamenti sul contesto e sulla sicurezza urbana, nonché dei problemi connessi con la viabilità, l'inquinamento acustico ed il disturbo della quiete pubblica.

3. Le vetrine dei locali in cui sono installati apparecchi per il gioco di cui all'articolo 110, commi 6 e 7 del r.d. 773/1931 non devono essere oscurate con pellicole, tende, manifesti o altro oggetto utile a limitare la visibilità dall'esterno.
Art. 6.
(Limitazioni all'esercizio del gioco)
1. I comuni, per esigenze di tutela della salute e della quiete pubblica, nonché di circolazione stradale, entro novanta giorni dall'entrata in vigore della presente legge, dispongono limitazioni temporali all'esercizio del gioco tramite gli apparecchi di cui all'articolo 110, commi 6 e 7 del r.d. 773/1931 , per una durata non inferiore a tre ore nell'arco dell'orario di apertura previsto, all'interno delle sale da gioco, delle sale scommesse, degli esercizi pubblici e commerciali, dei circoli privati e di tutti i locali pubblici od aperti al pubblico di cui all' articolo 2, comma 1, lettera d) .
Art. 7.
(Divieto di pubblicità)
1. Ai fini della tutela della salute e della prevenzione della dipendenza dal gioco, è vietata qualsiasi attività pubblicitaria relativa all'apertura o all'esercizio delle sale da gioco e delle sale scommesse o all'installazione degli apparecchi per il gioco di cui all'articolo 110, commi 6 e 7 del r.d. 773/1931 presso gli esercizi pubblici e commerciali, i circoli privati e tutti i locali pubblici od aperti al pubblico di cui all' articolo 2, comma 1, lettera d) .
2. La Regione promuove accordi con gli enti di esercizio del trasporto pubblico locale e regionale per favorire l'adozione di un codice di autoregolamentazione, finalizzato a vietare la concessione di spazi pubblicitari relativi al gioco a rischio di sviluppare dipendenza sui propri mezzi di trasporto.
Art. 8.
(Divieto di utilizzo da parte dei minori)
1. E' vietato consentire ai minori di anni diciotto l'utilizzo di apparecchi e congegni per il gioco di cui all' articolo 110, comma 7, lettera c bis) del r.d. 773/1931».

Frutto di un compromesso politico non prevede sanzioni per i comuni che non emanano un regolamento per limitare gli orari di apertura delle sale

gioco che possono rimanere ancora aperte con chiusure obbligatorie di almeno tre ore consecutive.
Una legge osteggiata dalle forze politiche del Centro Destra e dalla Lega in particolare che ha recentemente modificato, in peggio, la vecchia legge.
Per i comuni arrivare all'approvazione del regolamento d'attuazione non è stata semplice sempre minacciati dai ricorsi al Tar da parte dei gestori delle sale gioco.
Per questo il comune di Domodossola è stato alcuni mesi senza ordinanza di limitazione d'orario, in attesa dell'approvazione di un regolamento.
Ecco quanto riportato dal settimanale Eco Risveglio in un articolo del novembre 2016.
"Da martedì 1 novembre ritorna libero l'orario di utilizzo delle slot. L'ordinanza del sindaco di Domodossola, che limitava l'uso dalle ore 14 alle 18 e dalle 20 alle 24 non è stata rinnovata in tempo".Una sconfitta per il Movimento 5 Stelle che aveva chiesto a gran voce ed ottenuto che Domodossola emanasse una delle ordinanze più restrittive.
"Il contrasto al gioco d'azzardo, è uno dei temi che sta più a cuore al Movimento 5 Stelle, lo dimostra il fatto che sin dal primo Consiglio Comunale ha presentato un'interrogazione urgente per conoscere le intenzioni della maggioranza riguardo al fenomeno. Il Sindaco è intervenuto prontamente, adottando un'ordinanza a cui avrebbe dovuto far seguito il regolamento comunale. Purtroppo abbiamo aspettato invano, tempi lunghi nel palazzo. L'unica forza politica - si legge in una nota stampa diffusa dai 5 Stelle - ad avvertire l'urgenza era il Movimento 5 Stelle con solleciti continui, ma come spesso accade la forza di opposizione deve piegarsi alla legge dei numeri. La scarsa convinzione da parte di qualche consigliere, e i tempi dei lavori in commissione hanno fatto il resto. Prima l'amministrazione ha ritenuto importante ascoltare gli esercenti, giusto, ma il

Movimento 5 Stelle ha ritenuto ancora più utile l'incontro che ha proposto e ha ottenuto con il dott. Mauro Croce medico presso l'ASL VCO ma questo ha prodotto un ritardo che si poteva recuperare solo con una commissione d'urgenza. Anche durante l'ultima conferenza capigruppo, il Movimento avrebbe voluto accelerare l'iter per non ritrovarsi allo scadere dell'ordinanza a dover fare un passo indietro. Oggi ci ritroviamo in mancanza di quelle regola che avevano portato l'amministrazione ad adottare misure coraggiose. Auspichiamo che in tempi brevi si riesca a lavorare in commissione per riguadagnare credibilità agli occhi dei cittadini". Il sindaco: rifaremo presto il regolamento

Sulla volontà di un ripristino della limitazione degli orari al più presto è anche il sindaco Lucio Pizzi. "La procedura che riguarda la limitazione di orario delle slot machine è in capo alla Conferenza Capigruppo e alla Commissione Commercio, che hanno appena terminato alcuni incontri sul tema. In questi giorni - assicura il sindaco - è quindi in predisposizione una bozza di regolamento nel solco della legge regionale, che verrà esaminata nel dettaglio dalle due commissioni congiuntamente per essere poi portata all'approvazione del Consiglio Comunale in tempi brevi".

Il ricorso al Tar

Come visto nel caso domese, gli orari ci sono e devono essere rispettati. Proprio per questo un esercente di nazionalità cinese è stato multato per essere stato sorpreso con le slot operanti in orari in cui dovevano rimanere spente, durante un controllo congiunto effettuato dagli agenti di polizia locale del capoluogo ossolano e della polizia di stato. Il gestore ha però scelto la via legale per tutelare i suoi interessi, presentando ricorso al Tar: una decisione che pare abbia indotto l'amministrazione comunale ad allungare i termini dell'ordinanza, in attesa di modificare la normativa.

Il ricorso, che vedeva come questione principale la contestazione del regolamento comunale, è stato patrocinato dalle associazioni di categoria, che si sono fin da subito opposte a queste disposizioni di legge, non solo a Domodossola.

La vicenda si è conclusa con un accordo tra gestore e Comune, che ha permesso di dilazionare la salata multa, che ammontava a 7mila euro, in 12 mesi senza interessi.

La risposta di Astro al Movimento 5 Stelle di Domodossola

A Domodossola non si fa attendere la replica di As.Tro., l'associazione di categoria che rappresenta gli operatori del gioco lecito, aderente a Confindustria Servizi Innovativi e Tecnologici, tramite il suo vicepresidente, Lorenzo Verona. Ecco il comunicato stampa inviato ai giornali:

«Dopo aver letto le dichiarazioni delle due consigliere 5 stelle del comune di Domodossola, Monica Corsini e Milena Ragazzini, sono rimasto allibito e sorpreso. Astro non ha offerto di devolvere parte dei ricavi al Comune affinché rimuova l'ordinanza ma ha contestato la stessa come strumento atto a limitare e prevenire fenomeni di gioco compulsivo. La ludopatia è una malattia grave ma rara - che riguarda circa lo 0,03% degli adulti - e non può essere certamente attribuibile alle sole slot.
Astro ha dati certi ed inconfutabili che testimoniano che, laddove si adottino provvedimenti come quelli presi a Domodossola, la ludopatia aumenta vertiginosamente e sul territorio si infiltra la criminalità organizzata con l'offerta illegale.
Lo testimoniano gli esempi di Lombardia, Bolzano e Genova, dove l'incremento della ludopatia e del gioco illegale sono preoccupanti agli occhi di un'industria seria.
Riteniamo inoltre che spegnere le slot ma lasciare tutti gli altri giochi "accesi" sia davvero paradossale: queste ordinanze spostano soltanto il giocatore dalle slot verso prodotti da gioco più aggressivi o illegali. Inoltre mi sembra strano che una forza politica nuova come i 5 stelle non sia informata dei rischi del gioco online, sempre ed ovunque accessibile con pochi (o addirittura senza) limiti di spesa.

Quello che abbiamo proposto è un progetto che deriva da studi e dati e prevede: corsi di formazione agli esercenti, riduzione del 50% delle slot, area o zona dedicata all'interno del pubblico esercizio, collaborazione con Serd per prevenire fenomeni di gioco compulsivo, cooperazione con le forze dell'ordine per prevenire fenomeni di illegalità, creazione di un fondo volontario a disposizione del comune per opere socialmente utili.

Se tutto questo viene interpretato dalle consigliere Pentastellate come un tentativo di mantenere le attuali posizioni, mi spiace per loro...se sono convinte che spegnere le slot qualche ora elimini la ludopatia, accetto le loro convinzioni ma vigileremo sulla situazione e - se tra qualche mese anche a Domodossola illegalità e ludopatia aumenteranno come già è avvenuto in altri territori - la cittadinanza saprà chi ne è responsabile.

Lorenzo Verona, vice presidente e responsabile territorio As.tro. - Assotrattenimento».

Tanti sforzi annullati con un colpo di spugna

Basta veramente poco per annullare i benefici di una legge, come quella sul gioco d'azzardo patologico, approvata la scorsa legislatura dalla Regione Piemonte. Riportiamo qui un articolo facilmente reperibile sul web, ad esempio su PrimaNovara.

«*L'agenzia Dogane e Monopoli dice sì alla reinstallazione delle slot machine nei bar del Piemonte e non solo nelle tabaccherie e nelle sale specializzate. È quanto emerge nei chiarimenti della direzione territoriale dell'Agenzia, chiamata a interpretare la nuova legge regionale sul gioco. La norma approvata a luglio 2021 consente il ritorno delle slot machine "staccate" negli esercizi in seguito all'entrata in vigore della vecchia legge del 2016. Per presentare domanda è però necessario essere titolari "di autorizzazione rilasciata dalla'Agenzia delle Dogane e Monopoli".*

Nell'interpretazione data dalla Regione, tale autorizzazione non esclude l'iscrizione all'elenco operatori slot di Amd - il cosiddetto RIES - ma solo quella rilasciata per la distribuzione e vendita dei generi di monopolio, che escluderebbe i bar privi di licenza di tabacchi. Secondo Adm, la Regione "riferisce di una condivisione di intenti con l'Agenzia Dogane e Monopoli, di cui questo ufficio è a conoscenza e che si chiede di verificare e chiarire".

Il confronto con la Regione "si rende quanto mai opportuno - conclude l'Agenzia - al fine di una attenta riflessione sulla materia, viste le molteplici implicazioni, non soltanto di carattere economico, ma anche di tutela della salute, di contrato alle ludopatie e di promozione della cultura del gioco responsabile".

"L'agenzia Dogane e Monopoli ha aderito all'interpretazione degli operatori - spiega l'avvocato Luca Giacobbe dello Studio Giacobbe Tariciotti & Associati -. Il RIES costituisce un titolo abilitativo per gli esercenti che istallano slot, ne deriva che anche gli esercizi generalisti rientrano tra i soggetti che hanno facoltà di reinstallare

gli apparecchi"»[5].

Ecco alcuni commenti postati su Facebook all'articolo sopra riportato:

Incredibile..in situazioni di pandemia si consente di adoperare quelle macchinette infernali dove si pigiano tasti per ore ... con persone diverse con il pericolo di favorire possibili contagi.

Non è una novità. I tabacchini con la nuova legge regionale e da mesi che hanno il permesso di tenere le slot machine aperte già alle 8 del mattino, via Binda, corso Ferraris, via Galletti e buffet stazione ect ci vuole il green pass per giocare. Adesso anche i bar. Siamo in pandemia ma questo governo Regionale governa male. La ludopatia è una malattia .. oltre i contagi

Abbiamo proprio bisogno delle slot .. incompetenti!

Che vergogna!!!!

Vergognoso

Fa già solo ridere dover leggere "promozione della cultura del gioco responsabile" quando in verità vi sono state persone che si sono giocate l'impossibile e qualcuno anche la casa, ne conosco giusto un paio.
Andrebbero proibite e basta, ma si sa, gli introiti sono così alti che fan gola alla Regione Piemonte.

---

[5] https://primanovara.it/attualita/agenzia-dogane-si-alla-reinstallazione-di-slot-machine-nei-bar-piemontesi/

Il caffè è più buono senza slot[6]

Ma già anni prima su tutto il territorio nazionale e anche in Ossola il Movimento 5 Stelle promuove una campagna per togliere le slot dai bar lanciando l'iniziativa "il caffè è più buono senza slot". Lo fa dopo il suo insediamento nel tessuto sociale ossolano.
Ecco come l'iniziativa viene raccontata dal settimanale locale Eco Risveglio Ossola nel 2014.
"È ormai passato circa un anno da quando è nato il movimento "Domodossola il caffè più buono senza slot" la campagna di sostegno allo storico gruppo di Pavia. Un Movimento che promuove il valore culturale del gioco e il ripristino del significato sociale che ha "andare al bar".
Un anno di approfondimento del fenomeno sia su scala nazionale che su quella locale, sia sotto il profilo sanitario che sotto il profilo normativo. Sul nostro territorio è partito un censimento e ad oggi sono stati visitati 220 locali 71 dei quali hanno aderito mentre in cinque non hanno voluto esporre la vetrofania pur essendo senza slot.
Questo censimento, per il momento, riguarda solo un'area dell'Ossola, non è stata ancora raggiunta la Valle Vigezzo, Varzo e la bassa Ossola da Premosello a Ornavasso.
Nella cittadina domese 32 locali hanno aderito e 3 che non hanno slot ma che non aderiscono alla campagna.
«In questo anno il gruppo, ha più volte incontrato l'amministrazione domese con la quale ha creato un tavolo di lavoro per trovare delle strategie condivise finalizzate al contrasto del fenomeno del gioco d'azzardo. Invitato dalla stessa amministrazione, ha

---

[6] Iniziativa del 2014 del Movimento 5 Stelle di Domodossola

offerto il proprio contributo per creare una una sinergia tra le associazioni del territorio, anche per promuovere una cultura del gioco sano. Un anno fitto di collaborazioni - dice Monica Corsini una delle promotrici del gruppo - che daranno vita ad un'iniziativa organizzata dal Comune di Domodossola per promuovere il gioco, un evento che presto sarà presentato in modo ufficiale e di cui possiamo solo anticipare il giorno, il 2 giugno, un pomeriggio ricco di attività, giochi sportivi, didattici, antichi ma soprattutto l'occasione per riflettere sui numeri che riguardano il fenomeno azzardo».

Il gioco fa parte dell'essere umano, è la parte fondamentale per lo sviluppo di un bimbo. Ma cosa succede quando il gioco diventa patologia? Come si è passati dal gioco della dama e degli scacchi, che un tempo animavano i momenti liberi di molti adulti, alle slot- machine, con cui molta gente si rovina economicamente?

Per rispondere a queste domande il gruppo domese "Il caffè è più buono senza slot" ha organizzato per il 2 giugno un convegno dove interverranno il responsabile provinciale del Sert Sonia Lio, i rappresentanti del gruppo senza slot Monica Corsini, Walter Serianni, Marina Ghivarelli, oltre alle testimonianze di chi è caduto nella ludopatia e di alcuni gestori, coraggiosi, che hanno deciso di togliere le macchine dal bar.

Diverse le richieste d'aiuto che sono giunte al gruppo in questo periodo e che poi sono state indirizzate ai giocatori anonimi G.A.P con i quali si è creato un rapporto di fiducia e collaborazione.

«Un anno ricco di successi, la scoperta della prima Valle senza Slot d'Italia, la Valle Antrona, seguita poi dalla Val Bognanco e il successo ancor più importante sotto il profilo simbolico, la scelta a Villadossola di un esercizio commerciale - dice Monica Corsini - che rinuncia alle macchinette, bar che ha visto migliorare la qualità e incrementare la clientela. Noi abbiamo scelto di valorizzare chi resiste segnalando le attività prive di slot sul sito ufficiale www.senzaslot.it e sulla nostra pagina Facebook Domodossola il caffè più buono senza slot. La nostra non è una campagna che intende discriminare chi vive un disagio ma vuole evitare che il fenomeno già molto diffuso possa continuare incontrastato nell'indifferenza generale. Per contrastare il fenomeno è importante che diminuisca la domanda attraverso una seria campagna di prevenzione nelle scuole e riducendone l'offerta. Come Associazione ci faremo portatori di istanze a favore di spazi per i più giovani adatti alle loro reali esigenze e cercheremo di promuovere le attività sportive locali e tutto ciò che attiene alle attività ludiche in generale».

Le difficoltà di applicazione della legge regionale 9/2016

Il presidente della Regione Piemonte, Sergio Chiamparino, invita i primi cittadini piemontesi all'applicazione della legge n. 9 del 2 maggio 2016 per la prevenzione e il contrasto della diffusione del gioco d'azzardo. Lo fa inviando una circolare, diramata in accordo con gli assessori Pentenero e Saitta. Considerata l'importanza che la legge ricopre per le cittadine e i cittadini del Piemonte, auspico, sostiene Chiamparino, nella premessa della sua circolare, una fattiva collaborazione al fine di arrivare ad una piena applicazione della legge stessa.
Fra i vari articoli vi è il n 6 che "riconosce in capo ai comuni il compito di stabilire gli orari di funzionamento degli apparecchi per i gioco collocati all'interno di sale gioco, sale scommesse, esercizi pubblici e commerciali circoli privati e/o di tutti i locali aperti al pubblico, limitandone la durata ad un periodo non inferiore tre ore, nell'arco dell'orario di apertura previsto. "Al fine di porre in essere - dice il presidente Chiamparino - un'azione sinergica di prevenzione del gioco d'azzardo, si invitano i comuni a fissare gli orari di chiusura in diverse fasce orario nell'arco della giornata". Cosa che hanno fatto in pochi comuni (Domodossola, Villadossola, Druogno e Ornavasso) mentre tutti gli altri sono fuori legge, ma siccome non sono previste sanzioni, i sindaci rimangono in questa situazione di illegalità.
La regione ha messo anche a disposizione un indirizzo e-mail info.giocodazzardo@regione.piemonte.it dove sia gli amministratori che i cittadini possono rivolgere segnalazioni di chiarimenti.

Un appello agli organi d'informazione

L'attenzione verso le patologie del gioco d'azzardo iniziano a fare presa nell'opinione pubblica. Questa ad esempio una lettera pubblicata da Eco Risveglio (n. 6 del 9 agosto 2018, p. 37), dal titolo *"Salute - Quelle domande inevase sul gioco d'azzardo"*.

«Egregio Direttore di Eco Risveglio, Andrea Dallapina,
Le scrivo per conto di un gruppo di giocatori anonimi che da anni operano in Ossola, insieme alle strutture pubbliche sanitarie del SERD (Servizio sulle Dipendenze dell'al Vco) per chiederLe di sottoporre ai sindaci, forze dell'ordine e parlamentari dei vari partiti politici alcune domande che non hanno trovato ancora risposta.
Noi non capiamo alcune cose e per questo vorremmo che i primi cittadini ossolani, tutti senza eccezione alcuna, ci rispondessero tramite il nostro giornale, perché sa che Eco lo consideriamo qualcosa di nostro.
Per prima cosa siamo a favore della legge regionale contro la ludopatia e abbiamo visto di buon occhio la sua travagliata applicazione anche nelle nostra provincia.
Non tutti i sindaci hanno accolto favorevolmente questo dispositivo che obbligava la chiusura delle slot machine se si trovavano a 500 o 300 metri dai luoghi sensibili.
Il suo giornale ha dedicato ampio spazio a questa problematica dando anche pubblicazione di alcune lettere ed esperienze fatte da nostri ex giocatori e per questo Le siamo grati. Parimenti ha dato spazio anche ai gestori di slot, dimostrando equidistanza e professionalità.
Sappiamo che combattere contro questa lobby del gioco non è facile e lo stiamo vendendo anche sulla pelle di un giornalista locale denunciato da un sindaco per aver sollevato il dubbio sulla mancata applicazione della legge in un Comune

ossolano. Insomma, come speso accade in Italia, esistono figli e figliastri
Vorremmo sapere da questi sindaci perché non applicano la legge che impone una chiusura oraria di almeno 3 ore al giorno per l'uso delle slot. Vorremmo anche sapere perché questi sindaci, a cui spettano tramite la polizia locale (i vigili urbani) i controlli, non svolgano questo compito.
È pur vero che la legge regionale non prevede sanzioni per i sindaci inadempienti, ma allora perché fare controllare le infrazioni al codice della strada?
Vi è poi il problema delle pubblicità alle vincite che, per legge, non possono essere effettuate. Basta andare a vedere le vetrine di tabaccherie e rivendite di gratta e vinci, dove numerosi striscioni vengono affissi, invogliando la gente a giocare. Si tratta di una cosa che non si può fare, ma anche qui si chiude un occhio, anzi due.
Peccato che non viene detto quanti soldi un giocatore ha dovuto spendere per accarezzare il sogno di una vincita che non gli sistemerà assolutamente la vita.
Abbiamo letto dell'intenzione di questo Governo di dare una stretta sui giochi e relativa pubblicità a partire dal 2020. La cosa ci piace, ma non possiamo non evidenziare come da una parte si continuano ad emettere le lotterie istantanee (da un euro fino a venti per ogni singolo biglietto, contando decine di serie) e dall'altra si cerca di dare una stretta alla pubblicità.
Recentemente, e questo ci preoccupa non poco, abbiamo visto che alcune slot sono state rimesse in un locale domese, pur trovandosi in un luogo sensibile. Pare che i funzionari comunali abbiamo considerato una vecchia licenza di scommesse sportive in quel locale. Peccato, come avviene in un altro caso seguito in questi mesi dal vostro settimanale, che lo stesso punto vendita, oltre alle scommesse, venda sigarette, caramelle, giornali, e faccia da bar. Mettere nuovamente le slot è, secondo noi ex giocatori, una tentazione per chi cerca di uscire dal demone del gioco.

Anche su questo vorremmo sapere da funzionari comunali e regionali la loro opinione, ma come spesso accade in Italia, la legge è da interpretare lasciando troppo discrezionalità alla sua applicazione.
Ecco noi ex giocatori, che ci riuniamo ogni venerdì sera alle ore 20,.45 presso Casa Don Gianni a Domodossola, Le chiediamo, Direttore, di farsi promotore di questo nostro grido d'allarme.
Vorremo anche lasciare il numero di un cellulare, attivo 24 ore al giorno, dove chi sentisse il bisogno di avere una mano per uscire dal demone del gioco, lo possa fare. Il numero è il seguente 353 4039678.
Quest'anno abbiamo un ex giocatore che a settembre festeggerà un anno di "non gioco". Un traguardo importante, ma sono ancora troppi coloro che credono di poter guarire da soli da questa dipendenza. Noi sappiamo che non è così e per questo Le chiediamo di aiutarci.
Grazie, Direttore, per la mano che ci vorrà dare anche in futuro per questa nostra battaglia».

Il gioco e il lockdown

La crisi economica, l'incertezza per il futuro, l'impossibilità dei rapporti sociali, la limitazione anche nei semplici spostamenti fisici: tanti, troppi problemi tutti insieme che incidono sulla psiche di tutti, e i più deboli stanno pagando pegno.
Un esempio, il gioco d'azzardo, che sta vedendo i numeri lievitare sia in numero di giocate che in numero di giocatori, come dimostra l'ultimo report dedicato alla ludopatia stilato da Assoutenti[7].

«*Il periodo di lockdown è stato cruciale: il 40% dei giocatori in questi mesi usciva comunque per giocare in tabaccheria, il 35% dei giocatori ha ridotto le puntate e quasi il 23% ha smesso di giocare, ma un intervistato su tre ha dichiarato di aver aumentato le giocate online, attraverso piattaforme e siti web facilmente accessibili anche quando le sale gioco erano chiese e l'Italia era totalmente zona rossa. L'11,3% dei giocatori afferma di aver iniziato a giocare online proprio durante l'isolamento, ricorrendo a poker, slot machine virtuali e scommesse sportive online. [...]*
Nei giocatori online la frequenza di gioco è tuttavia maggiore: il 30,5% ha giocato una o più volte al giorno, altrettanti più volte a settimana, il 39% da una a quattro volte nel mese. La spesa online nel periodo in questione si rivela più consistente, con il 14,6% che riferisce di aver speso oltre 500 euro e l'11% tra i 200 e i 500 euro: il 44,2% non ammette di essere in perdita.
Numeri che confermano i dati dell'Osservatorio nazionale,

---

[7] Associazione no profit per la tutela dei consumatori, attività di informazione, solidarietà sociale e tutela dei diritti civili, educazione al consumo. Il report è disponibile al link https://www.assoutenti.it/ludopatia-noneungioco/

che dicono che i malati effettivi di ludopatia in Italia sono 1,3 milioni, con una vera e propria diagnosi accertata di dipendenza patologica. E la situazione attuale sta favorendo l'insorgenza di forme di dipendenza da gioco nei cittadini, con costi sociali enormi per la collettività, difficoltà economiche e debitorie, e vere e proprie tragedie familiari.
[...]
In Sicilia, sulla base di un'indagine statistica dell'Agenzia delle dogane e dei monopoli, i dati del consumo pro-capite di gioco d'azzardo legale nel 2019 (ultimo censimento effettuato), calcolato sui giochi presenti sulla rete fisica (escluso dunque l'online), si attestano a 1098 euro tenendo conto della popolazione maggiorenne residente. Sul podio Abruzzo, Lombardia e Campania. Chiudono la graduatoria Calabria, Basilicata e Valle d'Aosta.
La media nazionale è di 1463 euro a testa. In questo contesto le richieste di aiuto alle associazioni dei consumatori sono aumentate, soprattutto per quanto concerne la gestione delle difficoltà economiche e debitorie, per le segnalazioni ai SIC - sistemi di informazione creditizia e le relative pratiche necessarie alla cancellazione dalle banche dati dei cosiddetti elenchi dei cattivi pagatori.
[...]
La situazione attuale sta favorendo l'emersione problematica all'interno delle famiglie e può quindi diventare un'occasione per prenderne consapevolezza e coscienza.
Anche Assoutenti ha deciso di mettersi a disposizione per aiutare le famiglie in difficoltà a causa del gioco e i cittadini malati di gioco d'azzardo, fornendo un servizio di assistenza specializzato e supporto legale: tutti gli interessati possono prendere contatto con le sedi locali dell'associazione e ottenere informazioni e assistenza per uscire dalla piaga del gioco e gestire la propria situazione economica.
[...]
La ludopatia rappresenta una delle piaghe più pericolose del nostro tempo: può creare una dipendenza simile a quella da

stupefacenti, causando danni ingentissimi per i giocatori, per le famiglie e rivelandosi sempre più spesso anche anticamera dell'usura».

Le domande del nuovo arrivato al gruppo di auto aiuto

Ecco le dieci domande e relative risposte che un giocatore compulsivo si potrebbe porre nel frequentare il gruppo di auto aiuto. Il testo che riportiamo è tratto da un opuscolo dal titolo *"Un nuovo arrivato domanda"*, dato nel "kit di benvenuto" consegnato ad ogni utente che si avvicina per la prima volta al gruppo di auto aiuto.

«SONO UN GIOCATORE COMPULSIVO?
Solo tu puoi decidere. La maggior parte delle persone si rivolge a questi gruppi d'aiuto quando il gioco d'azzardo ha causato crescenti e continui problemi delle loro vite.

COSA POSSO FARE SE IL GIOCO MI STA CAUSANDO DEI PROBLEMI?
Chiedi aiuto al SERD e/o a gruppi di auto/aiuto.

COSA È QUESTO GRUPPO DI AUTO AIUTO?
È un gruppo di uomini e donne che si sono uniti per risolvere il loro problema comune e per aiutare gli altri a recuperarsi dal loro problema con il gioco compulsivo.

MI ASSUMO OBBLIGHI SE VADO A QUESTE RIUNIONI?
No, non c'è bisogno di dichiarare nulla su te stesso o dire nulla che tu non voglia. Solo tu puoi decidere se tornare o meno.

QUANTO COSTA PARTECIPARE A QUESTE RIUNIONI?
Non ci sono quote o tasse da pagare. L'unico requisito è il

desiderio di smettere di giocare.

COME DIVENTI MEMBRO DI QUESTO GRUPPO?
Diventiamo membri esprimendo il desiderio di smettere di giocare. È l'unica cosa che viene richiesta.

COME POTETE AIUTARMI A RISOLVERE IL MIO PROBLEMA CON IL GIOCO?
Dandoti supporto, comprensione e dandoti la prova che puoi vivere con felicità e serenità senza il gioco d'azzardo.

COSA SUCCEDE DURANTE LE RIUNIONI?
Durante le riunioni i membri parlano dei loro problemi con il gioco, di come si stiano recuperando un giorno alla volta e di come affrontano la vita oggi.

SI TRATTA DI UN'ORGANIZZAZIONE RELIGIOSA?
NO assolutamente indipendentemente da ogni setta, pensiero politico, organizzazione o istituzione.

PER QUANTO TEMPO DEVI FREQUENTARE LE RIUNIONI PRIMA DI ESSERE GUARITO?
Noi crediamo di non poter mai essere guariti del tutto. La malattia del gioco può essere "combattuta" un giorno alla volta».

La mia prima riunione[8]

Benvenuto alla tua prima riunione del gruppo di auto aiuto. Fatti coraggio - tutti noi siamo passati nella tua stessa situazione. Dopo questa riunione ti sentirai molto sollevato. Noi non solo comprendiamo il tuo problema, ma ti offriamo la direzione da seguire ed il supportai per aiutarti a venire fuori dalla confusione in cui ti trovi in questo momento. Cerca di rilassarti, siediti ed ascolta quello che i membri hanno da dire.

Se si senti spaventato nelle tue relazioni con gli altri perché temi di perdere il loro rispetto, fallimenti finanziari, poca stima di te stesso, ricorda che ci siamo sentiti tutti così prima della prima riunione.

Entrare in Giocatori Anonimi significa ammettere di avere un problema che non si è in grado di risolvere. Il gioco compulsivo è una malattia. Scoprirai di essere in grado di vivere una vita normale e felice senza il gioco con l'aiuto del gruppo.

Puoi nutrire dei sentimenti negativi neri tuoi confronti - pietà, odio, mancanza di fiducia, rimorso o pensieri di suicidio. Altri durante la riunione offriranno le loro nuove prospettive, idee, soluzioni. La loro "testimonianza" ti offrirà la certezza che la tua situazione non è permanente. Sarai il benvenuto alle riunioni. Incontrerai altre persone che hanno un problema con il gioco, tuttavia stanno imparando come astenersi dal giocare. Ti mostreremo come alleviare la pressione, incluse le difficoltà di tipo finanziario, che

---

[8] Decalogo che si legge alla prima riunione di un nuovo giocatore da parte di Giocatori Anonimi

stai sperimentando.

Finora, sapevi che qualcosa era sbagliato. Hai pensato che il tuo giocare fosse solo un problema di tipo finanziario. Hai probabilmente rischiato nascondendo le tue scommesse e tenuto i tuoi problemi finanziari segreti. Man mano che la faccenda cresceva, più difficile era mantenere il segreto. Il peso di un segreto non "condivisibile" poi diventava parte del problema. Proprio perché temevi i tuoi problemi dentro te stesso, credevi di essere l'unico. Nei Gruppi di auto aiuto, troverai un gran sollievo nell'ascoltare le storie di altri che hanno avuto la stessa esperienza, I membri raccontano le loro esperienze non solo nel senso che hanno avuto lo stesso problema, provato le stesse emozioni, o fatte le stesse cose, ma che si sono sentiti estremamente speranzosi nel condividerle con gli altri. Inoltre questa liberazione avviene in un'atmosfera di accettazione. Hai speso molte energie nel mantenere la tua immagine intatta e questo compito è diventato insopportabile. Qui puoi abbandonare questo fardello. Non devi "piacerci"; non devi pretendere di avere successo. In breve, non devi utilizzare tutte quelle tecniche salva faccia che erano diventate una preoccupazione nella tua vita.

Ben presto scoprirai come il tuo problema non sia unico. Ascoltando le testimonianze alle riunioni, non penserai più di essere la "persona peggiore al mondo" e senza speranza di essere aiutata. Ci sono storie peggiori della tua ed alcune abbastanza brutte. Capirai che il gioco ha causato molti problemi nella tua vita e che i Gruppi di auto aiuto rappresentano la soluzione.

Qui troverai delle persone che comprendono veramente quello che hai passato, delle persone che hanno affrontato gli stessi ostacoli ed hanno imparato a superarli.

Mentre giocavi, la tua percezione degli altri era molto ristretta, distorta e irrealistica. Ascoltando gli altri membri, imparerei a pensare e vivere in una maniera che pensavi fosse possibile. Nel Programma, sarai in grado di raggiungere degli obiettivi e sviluppare dei valori accettabili usando la guida dei membri di questo gruppo che hanno affidato le proprie vite a questo scopo.

Noi tutti ti diamo il benvenuto alla tua prima riunione del gruppo di auto aiuto.

Per me era soltanto un vizio

Riportiamo le conclusioni di una ricerca presentata nel 2021 presso la Casa della Resistenza di Fondotoce a Verbania dall'ASL VCO, realizzata dalla Società di formazione e ricerca scientifica torinese Eclectica snc su mandato della Regione Piemonte.

«La ricerca è partita dalla premessa che solo una minima parte delle persone che presentano un profilo di gioco problematico si rivolge a un servizio di trattamento, dato rilevato dalle ricerche internazionali e confermato anche in Piemonte. È noto che l'accesso ai servizi si configura come un processo complesso, caratterizzato dalla presenza di numerosi fattori intervenienti, ostacolanti o facilitanti la richiesta di aiuto [...].
La letteratura suggerisce che le motivazioni che impediscono l'emersione della domanda di aiuto sono sentimenti quali vergogna e umiliazione, oltre al mancato riconoscimento del problema e la convinzione di potersela cavare da soli. Il risultato, che trova conferma anche nei racconti dei nostri intervistati, è che i giocatori si rivolgono ai servizi solo quando la loro carriera di gioco è arrivata a punto critico.
Attraverso la realizzazione di trenta interviste in profondità nelle aree di competenze di tre ASL piemontesi, abbiamo indagato quali siano queste barriere dal punto di vista di giocatori in trattamento presso il SerD o altri servizi (terapeuti privati, comunità terapeutiche, G.A.) e di giocatori non in trattamento. I dati analizzati sembrano indicare che i processi di stigmatizzazione che riguardano sia i giocatori problematici che i servizi pubblici dedicati costituiscono la barriera principale.
[...]
Se infatti diversi studi ritengono la consapevolezza del problema uno dei più importanti fattori predittivi dell'emersione della richiesta di aiuto e di successo del trattamento i nostri intervistati riconoscono come l'assunzione di consapevolezza del problema abbia svolto un ruolo decisivo per intraprendere un percorso di recovery, anche se la ritengono una condizione necessaria ma non

sufficiente a determinare l'accesso ai servizi. Perché questa opzione sia presa in considerazione bisognerebbe innanzitutto affrontare le ragioni che spingono a tenere nascosto il problema, e che attingono appunto allo stigma. Risulta evidente che il gioco d'azzardo è ancora concepito da molti come un "vizio" e dunque attribuito alla responsabilità dell'individuo, mentre fatica ad affermarsi pienamente il concetto di gioco quale problema di salute. Per giunta il giudizio morale è introiettato dai giocatori stessi, che finiscono per auto-stigmatizzarsi attribuendosi colpe e caratteristiche intrinseche di debolezza, che portano al nascondimento e vanno a minare il senso di autoefficacia necessario il buon esito di un trattamento. A questo proposito vale la pena sottolineare che neanche il concetto di malattia cronica recidivante - ancora presente nei servizi seppure da tempo messo in discussione dalle evidenze scientifiche (Beccaria, 2018) - non favorisce il senso di agency e rischia di mettere in secondo piano il ruolo dei fattori legati al contesto familiare e sociale, cruciali nello sviluppo del problema e anche nel processo di recovery. Per favorire l'emersione della richiesta di aiuto sarebbe quindi necessario tentare di modificare le rappresentazioni sociali stigmatizzanti del problema e dei giocatori d'azzardo, investendo maggiormente su azioni di informazione e sensibilizzazione rivolte alla cittadinanza, così come auspicato dallo stesso piano GAP.
[...]
Per quanto riguarda la stigmatizzazione dei servizi, in Italia riguarda in particolare i Servizi per le Dipendenze: si tratta di un problema di vecchia data, già rilevato più di dieci anni fa a proposito della dipendenza da alcol e dei servizi di alcoologia piemontesi e che risale agli anni '90, quando i SerD furono potenziati per fare fronte all'epidemia di AIDS tra le persone che facevano uso di eroina per via endovenosa (Beccaria e Rolando, 2013), ma accusati dai detrattori del trattamento sostitutivo con metadone (in particolare le comunità terapeutiche) di esse "spacciatori di stato".
Ancora oggi, nonostante i servizi si siano evoluti in parallelo alle mutate esigenze di un'utenza sempre più diversificata, come ben mostrano le testimoniane sulla elevata professionalità degli operatori, vengono identificati da molti quali luoghi deputati

esclusivamente al trattamento di dipendenza da droghe e associati a un'immagine stereotipata e stigmatizzante del "tossico". In questo senso risulterebbe particolarmente importante sviluppare uno degli obiettivi del piano GAP (DCR 251/17), ovvero l'allestimento di presidi di aiuto non connotati sanitariamente, che faciliterebbero l'avvicinamento dei potenziali utenti limitando la paura e il rischio dello stigma sociale. Si tratta di un aspetto emerso più volte nelle narrazioni degli intervistati, che non andrebbe sottovalutato, così come andrebbe preso in considerazione il suggerimento di alcuni intervistatori di mettere in campo azioni di social outreach attraverso cui i professionisti possano intercettare coloro che potrebbero avere bisogno di aiuto incontrandoli anche negli ambienti di gioco.

Come suggerito da un precedente studio regionale sulle carriere di gioco la presente ricerca conferma inoltre una scarsa conoscenza dei servizi e delle modalità di trattamento dedicate al gioco d'azzardo da parte di molti giocatori problematici.

Considerato che l'accesso ai servizi avviene spesso tramite l'indicazione di parenti e amici, ma anche grazie alle indicazioni fornite da medici di medicina generale o professionisti privati, occorre investire maggiormente in un lavoro di rete e di sistema in modo da rafforzare la collaborazione tra il SerD e gli altri servizi del territorio che potrebbero funzionare quali canali di aggancio. Sarebbe importante fare sapere ai giocatori che i SerD offrono un trattamento gratuito e che non richiede necessariamente di abbandonare totalmente il gioco, fattore che al contrario può rappresentare una barriera al trattamento. In merito all'obiettivo del trattamento, dalla ricerca è emerso come la scelta di entrare in una qualche forma di trattamento spesso non si basa sul confronto tra le opzioni disponibili, ma segua semplicemente il suggerimento di una qualche voce autorevole che fa parte della rete del giocatore. Questo comporta il rischio che le persone non scelgano consapevolmente l'obiettivo del proprio percorso (astinenza o autoregolazione), fattore chiave per l'aderenza al trattamento. Su questo punto sarebbe importante anche riflettere sulla compatibilità tra percorsi che sembrerebbero partire da presupposti molto diversi: nel caso del trattamento psicologico/psicoterapico, la capacità dei soggetti di regolare il proprio comportamento, nel caso dei G.A. l'impossibilità di sottrarsi alla dipendenza, se non attraverso l'astinenza totale.

Risulta infine cruciale, non solo nel percorso di presa di consapevolezza e di accesso ai servizi, ma anche durante tutto il trattamento, la presenza dei familiari capaci di offrire un supporto emotivo, informativo e materiale. Per questo motivo sarebbe importante rafforzare azioni dedicate che vadano a sostenere i familiari dei giocatori, che, come è stato argomentato, necessitano di supporto almeno quanto i giocatori stessi anche durante il percorso di recovery, nel quale il sostegno al giocatore aumenta le probabilità di successo.

Dai risultati di questa ricerca non sono emersi riferimenti a iniziative dedicate ai familiari, che, al contrario, sembrerebbero piuttosto soli nell'affrontare la fatica di indirizzare e orientare il proprio caro presso i servizi.

Sulla base di queste considerazioni, la ricerca suggerisce che i tipi di intervento prioritari per l'emersione della richiesta di aiuto siano quelli orientati a ridurre lo stigma.

Oltre agli interventi informativi ed educativi, un tipo di intervento promettente è quello di advocacy che punta in primo luogo a combattere le disuguaglianze e a veicolare una riformulazione del problema, spostando l'asse dal piano individuale a quello collettivo. È noto infatti che è nell'interesse dell'industria dipingere la questione azzardo come un problema di natura individuale legato alle caratteristiche di (pochi) individui fragili (Rolando et al., 2020). Il messaggio "gioca responsabilmente", come è stato notato rinforza questa idea, tralasciando il fatto che i giochi e i luoghi di gioco sono progettati appositamente per attrarre le persone e mantenerle agganciate al gioco il più possibile suscitando distorsioni cognitive e desiderio compulsivo.

Gli interventi di advocacy dovrebbero dunque mirare a svelare le tattiche dell'industria del gioco d'azzardo e sulle proprietà "additive" dei giochi – fattore chiave anche nel trattamento, come hanno sottolineato più volte gli intervistati - spostando così la responsabilità dai giocatori all'industria e dei governi, chiamati a proteggere la popolazione dai danni dell'azzardo.

Su questo fronte le policy italiane e anche interne ai servizi sembrano ancora deboli, se si pensa che proprio "gioca *responsabile" è, non a caso, il nome del portale cui si accede a un percorso di trattamento online frutto di una collaborazione tra FederSerD e Sisal».*[9]

---

[9] Il testo è tratto dal report "Per me era soltanto un vizio - Lo stigma e altre barriere all'accesso al trattamento del gioco problematico", a cura di Sara Orlando e Chiara Ferrari, Regione Piemonte, consultabile su https://eclectica.it/per-me-era-soltanto-un-vizio-lo-stigma-e-altre-barriere-allaccesso-al-trattamento-per-gioco-problematico/

Parte II: Testimonianze

Inizia ora la parte delle testimonianze raccolte fra i giocatori compulsivi. I nomi usati sono di fantasia, per ragioni di privacy. Si tratta di una delle parti più commoventi, senza dubbio: non si tratta però di un semplice pietismo, né tantomeno della ricerca e della spettacolarizzazione mediatica del dolore e del disagio, cosa che troppo spesso, ahimè, contraddistingue anche la nostra professione di giornalisti. Si tratta semplicemente di racconti di vita vissuta, individuale e collettiva, di sofferenza e di riscatto, di dolore e di ritrovata gioia di vivere individuale e familiare.

Prima era Paolo

"Prima era solo Paolo, sposato, 2 figli, ottimo lavoro, tanti amici splendidi, non giocavo quasi nulla e mai denaro. Una vita appagante, gli amici mi cercavano per la mia disponibilità per ogni cosa. Poi sono diventato Paolo giocatore. È dal 17 febbraio 2003 *(si tratta della data di inizio della "trasformazione" di Paolo, ndr)* che non gioco più e sto recuperano affetti amici, amori, ma soprattutto me stesso.
Quante feste natalizie dove ho mentito alla mia famiglia per poter uscire e andare a mettere i soldi in quelle macchinette infernali. Prima non giocavo a nulla.
Il passaggio da Paolo non giocatore a quello di giocatore è avvenuto senza rendermi conto. Qualche mille lire messo nella macchinetta di un videopoker, poi sempre più denaro, da giocatore settimanale a giocatore giornaliero. La mia vita non esisteva più, non c'era altro che il gioco, non c'erano interessi al di fuori, di una situazione devastante fatta di debiti e di menzogne. Quando giochi è facile trovare il denaro. Pensare di smettere di giocare che è difficile, ma ad essere sincero, di smettere di giocare non ci pensavo. "Smetto quando voglio" era la cosa che ripetevo e ci credevo anche finché un giorno, proprio sotto le festività natalizie mi sono reso conto di non farcela più, troppi debiti. Stanco di tutto, di mentire, dello sporco che c'era attorno a me e su di me, avevo letto che il gioco è una malattia e mi parve evidente che ero malato di gioco.
La mia famiglia, i miei figli, presero la decisione di interpellare il SERT. Dopo il primo incontro mi fu suggerito di frequentare un gruppo di auto aiuto e, sono diventato Paolo giocatore compulsivo.
Sono entrato in questo gruppo distrutto con la speranza che li ci fosse una soluzione, ed ho trovato un piccolo

gruppo di persone (allora), persone malate di gioco, che parlavano la mia stessa lingua, che capivano il malessere che il non gioco da, la sofferenza che viene dallo stare senza gioco. Persone che avevano fatto le stesse brutte cose che avevo fatto io, che avevano mentito come me, rubato come me, tradito come me. Persone malate come me che avevano perso il rispetto di tutto e di tutti, e forse per questo non mi giudicavano.
Ho trovato persone che non mi hanno mai chiesto nulla. Mi hanno chiesto solo se avevo il desiderio di smettere di giocare, solo questo e non era poco.
Persone che hanno gioito con me nei momenti belli.
Persone disponibili su cui veramente so di poter contare sempre.
Persone che mi hanno capito che uscire dal gioco si può, che forse non guarirò mai da questa dipendenza, ma che posso fermare questo compulsivismo un giorno alla volta, ed un un giorno alla volta ci ho provato.
Prima ero Paolo, poi Paolo giocatore. Infine Paolo giocatore compulsivo. Cosa sarò domani onestamente non lo so. Frequentando giocatori anonimi non tornare a giocare sarà più facile.
Lunghi anni affrontati sempre un giorno alla volta, e che un giorno alla volta mi hanno dato la possibilità di prendere i pezzi di una vita, la mia, e di costruirla.
In occasione del Natale ho voluto scrivere questa mia storia. Uscire si può, basta volerlo: Io ne sono la dimostrazione[10].

---

[10] Uomo di 80 anni pensionato che quando ha preso coscienza del problema lavorava.

Ero un uomo come tanti

"Ero un uomo come tanti, con un lavoro, una famiglia, ero come uno di voi. Senza accorgermi la mia storia è diventata un incubo che non racconti a nessuno per vergogna. Ho paura di me e di quello che potrei arrivare a giocarmi.
Sono dieci anni[11] che gioco, sono un bugiardo spesso anche aggressivo, non riesco più a provare amore per nessuno, vivo con un chiodo fisso. Mi sveglio con il desiderio di giocare, niente mi basta, neppure la vittoria, e l'unica cosa per la quale mi alzo dal letto è l'idea di giocare. Non ho più i soldi per pagare il dentista ai miei figli, ho perso tutto, compreso la mia famiglia. Tra qualche giorno comincia la scuola e non ho i soldi per comprare i pennarelli ai miei figli. Ho debiti tantissimi debiti.
Sono arrivato a giocare e a perdere nello stesso giorno anche mille euro. Oggi rischio di perdere il lavoro e mia moglie vuole allontanarmi dai miei figli. Ero uno di voi ora non so più chi sono".

---

[11] Testimonianza pubblicato da Eco Risveglio per la campagna "il caffè è più buono senza slot"

Il primo anno di non gioco

Graziano[12], 51 anni frequenta il gruppo di auto aiuto di Domodossola e l'altra sera ha festeggiato il suo primo anno di non gioco. Graziano, nome di fantasia, è residente e lavora in Ossola; sposato, ma separato, è riuscito a raggiunger questo traguardo nonostante siano oltre quattro anni che ogni venerdì va alle riunioni del gruppo che si tengono presso Casa don Gianni a Domodossola alle ore 20.45.
Ecco cosa ci ha raccontato:
"Un anno di non gioco è per me un piccolo grande traguardo. Un anno pieno di difficoltà fatta di momenti difficili, impegnativi ma anche positivi pieni di voglia di cambiare me stesso e il rapporto problematico con il gioco. In questi anni di presenza al gruppo di auto aiuto ho vissuto momenti brutti come le ricadute, almeno quattro e condizionato da diversi stati d'animo. Sono stato aiutato dal gruppo stesso che mi ha accettato e accolto dove ho potuto confrontarmi con altre persone. Il gruppo mi ha permesso di vivere con tranquillità e serenità attraverso un programma preciso. I miei passi sono stati difficoltosi perché ho incontrato tanti ostacoli ma sono sempre stato sul percorso di formazione e spesso i miei compagni di avventura mi hanno sorretto e dato un aiuto.
Sono caduto più volte e mi sono rialzato, ripreso, messo in discussione e grazie alla buona volontà ho ritrovato l'autostima, la fiducia e l'energie positive e tanta voglia di reagire.
Adesso sono più responsabile anche se ho ancora margini di miglioramento. Il gruppo mi ha portato ad essere una persona più attiva, una persona migliore".

---

[12] Si riferisce all'anno 2020

Mario giocatore compulsivo

Abbiamo chiesto a Mario *(testimonianza dell'11 settembre 2017)*, un uomo residente in Ossola, di raccontarci la sua storia di mal di gioco. Ecco il suo racconto.

"Mi chiamo Mario e sono un giocatore compulsivo".
Così iniziano da quasi due mesi le sedute presso il gruppo di sostegno di Domodossola. Non è stato facile andare in questo gruppo, ma mi sta aiutando molto.
Ho una storia di giocatore compulsivo recidivo. Venti anni fa ho giocato al Lotto sputtanandomi trenta milioni di vecchie lire. Cinque anni fa altri soldi persi con le slot machine. Pensavo di poterne uscire ed invece circa due mesi fa ci sono ricaduto.
Sono stato sorpreso a giocare da mio figlio, che ora non mi parla più.
Ho voluto e dovuto cercare dei rimedi. Sono in cura da uno psicologo, ma è stato il gruppo di sostegno la mia salvezza.
Qui ho scoperto che il mio stesso problema era capito e condiviso. Qui ho confessato gli stratagemmi per eludere i controlli della moglie sui piccoli ammanchi quotidiani.
Dal punto di vista economico questa è stata la volta che mi ha coinvolto il meno possibile, ma so che si tratta anche dell'ultima possibilità che mia moglie e mio figlio mi hanno concesso.
Nel gruppo ho trovato persone che non giocano da decenni, qualcuno da quinquenni ed io da sessanta giorni.
Nelle riunioni raccontiamo come è stata la nostra settimana, i problemi avuti e veniamo incoraggiati con un applauso per i risultati positivi.
Dalla malattia del gioco compulsivo si può guarire?

La risposta forse è che non si può guarire del tutto, ma si riesce a tenere sotto controllo il demone del gioco.
Per prima cosa ho risposto alle venti domande ottenendo ben dieci risposte positive. Bastano sette per poter dichiarare di avere dei problemi di questo genere e per questo ho chiesto aiuto al gruppo di sostegno di Domodossola che si riunisce venerdì sera alle ore 20,45 presso casa don Gianni.

Ho sempre giocato

Ho sempre avuto il vizio del gioco. Pensate che avevo escogitato, anni fa, un metodo per giocare i numeri del lotto, ma da quando sono apparse le slot devo uscire da casa senza soldi altrimenti e lì che finiscono i miei risparmi.
Ma grazie al gruppo le mie ricadute sono contenute anche se qualche euro la settimana lo gioco o nelle macchinette o al superenalotto. La speranza è quella di sistemare la situazione economica dei miei figli soprattutto.
La speranza è l'ultima a morire.

Luca, un settantenne del gruppo di Verbania

Fermato poco prima di farla finita

Sto vagando con la mia auto a 60Km da casa con l'idea di farla finita con questa schifosa vita. Mi fermo in un piazzale dell'autostrada sopra un cavalcavia, penso e ripenso e per fortuna mi vengono in mente i miei figli e il male che farei a loro, farli vivere senza un padre, piccoli cosi. Un mio amico mi chiama al cellulare e riesco a distrarmi un po'. Riprendo l'autostrada e torno a casa. Sono attimi, la mia vita poteva finire quel giorno e invece qualcosa o qualcuno ha voluto che continuassi a vivere.
Sono comunque distrutto, il gioco mi sta rubando tutto: oltre ai soldi (tantissimi soldi), la mia famiglia, la mia dignità, la mia anima.
[…] Vivo le mie 24 ore, non penso al passato e penso al futuro… a me basta questo presente pieno di serenità.[13]

---

[13] Storia di Davide tratto dal libro GA Italia "Un nuovo inizio"

Ciao sono Paolo giocatore compulsivo[14]

Dalla mia prima riunione nel gruppo di auto aiuto sono passati 237 mesi, trascorsi senza più giocare. Vorrei raccontarvi brevemente la mia vita.
Ho ottantadue anni e mi sono felicemente sposato a 26 anni. Ho avuto due figli, ottimo lavoro, tanti amici. Ero un esempio per molte persone fino all'arrivo delle famigerate slot.
La mia compulsività mi ha preso poco alla volta. Inizialmente poche lire un paio di volte alla settimana. Sono andato avanti per alcuni mesi aumentando progressivamente le uscite e le somme di denaro giocato.
Per un certo periodo sono riuscito a nascondere il mio giocare trovando mille scuse: menzogne e bugie.
Essendo un rappresentante di commercio, potevo soddisfare a questa mia compulsività, usando parte degli incassi dei clienti per poter giocare.
La cosa è andata avanti parecchi anni: continuavo a mentire a me stesso dicendo che potevo smettere quando volevo autocoinvincendomi di questa che, in fondo al mio animo, sapevo fosse una bugia.
Ero diventato un giocatore compulsivo e il morbo del gioco era devastante; mi aveva lasciato più povero, senza interessi, senza rispetto per nulla e per nessuno.
Il mio unico pensiero era quello di poter uscire e trovare un bar dove giocare trasformando così la mia vita.
Ad un certo punto dovevo trovare una soluzione e la disperazione mi ha portato anche a pensare di farla finita, ma per fortuna non ho avuto mai questo coraggio.

---
[14] Testimonianza del 5 novembre 2011

Un giorno ho toccato il fondo e mi sono reso conto di non riuscire più a farcela da solo, stanco di mentire, stufo di tutto lo sporco che si era accumulato su di me in questi anni di gioco.

Ne ho parlato a casa con mia moglie e i miei due figli liberandomi delle mie ansie e tormenti. Ho preso coscienza del mio problema che non potevo sconfiggere se non con l'aiuto dei miei cari. Mi sono informato, avevo letto che la dipendenza del gioco era una malattia. Esisteva nella sanità pubblica, il Sert, servizio per le dipendenze. Poi ho incontrato uno psicologo molto valido, Mauro Croce, che mi ha molto aiutato.

Dopo un primo confronto con lui mi è stato suggerito di frequentare il gruppo aperto di giocatori anonimi che si incontravano una volta alla settimana.

Al primo incontro ho trovato delle persone che mi hanno solo chiesto se avevo il desiderio di smettere di giocare. Queste persone mi hanno sempre dato la loro disponibilità condividendo il mio percorso di sobrietà; hanno gioito con me nei momenti belli, pochi all'inizio a dire il vero, e sono stati vicini con il passare delle settimane, in questo percorso di non gioco. Persone che non mi hanno mai giudicato, capivano le mie sofferenze.

Prima era Paolo persona normale e poi, poco alla volta sono diventato Paolo giocatore compulsivo. Da quel giorno al gruppo di auto aiuto sono passati 237 mesi senza più giocatore anche se sono sempre Paolo giocatore compulsivo. Ho visto molte persone passare al gruppo. Alcuni sono usciti da questo vortice, altri non ci sono riusciti avendo anche degli incidenti di percorso come le ricadute. Nonostante tutti questi anni, mesi, settimana e giorni di non gioco continuo a venire alle riunione a Domodossola e anche a Verbania perché qui ho trovato degli amici, uniti insieme a combattere il demone del gioco.

La ricaduta

La potremmo definire come un incidente di percorso. Infatti durante il percorso di non gioco può capitare che qualche persona ricada in questo vortice per poi iniziare nuovamente daccapo un percorso riabilitativo. Non tutti i giocatori compulsivi, fortunatamente, hanno delle ricadute.
C'è chi inizia un percorso di "non gioco" senza avere nessuna ricaduta, almeno fino ad oggi.
Anche chi tenta di non giocare più, riconoscendo che questa sua dipendenza lo stava distruggendo, ha avuto una o più ricadute.
"La ricaduta è molto penosa per un giocatore compulsivo - dice Paolo - soprattutto perché quando avviene il mondo ti crolla intorno. La poca fiducia che avevi riconquistato dai tuoi familiari viene a sparire. Diventi improvvisamente poco affidabile e i risultati raggiunti con giorni, settimane, mesi ed anni di non gioco svaniscono nel nulla".
Il problema è che anche se sono trascorsi giorni, settimane, mesi ed anni di non gioco per i tuoi familiari rimani sempre un giocatore.
"Sono oltre quattro anni che non gioco più - dice Roberto - ma ogni tanto mia moglie mi chiede se gioco ancora. Insomma per loro sono sempre un giocatore compulsivo e questo mi rattrista, ma d'altro canto sono consapevole del dolore che ho provocato alla mia famiglia".
"Fai la brava - dice Anna - mi raccomando. Così mi saluta mio marito il quale mi è stato vicino nel mio recupero di non gioco".
Insomma essere giocatori compulsivi ti bolla a vita e lo si deve accettare.
Se poi le ricadute sono più di una durante il recupero di

non gioco, il problema si ripresenta nella sua drammaticità. "Io ne ho avute quattro di ricadute, ma ora solo oltre due anni che non gioco più. Un giorno alla volta, senza presunzione perché, visto la mia esperienza, il rischio è sempre in agguato.
Ora ho i miei parenti che mi aiutano, ma vi garantisco che non è semplice".

Antonio da sempre un giocatore

Sono Antonio, giocatore compulsivo, ho 59 anni, sono di Domodossola e si può dire che ho sempre giocato: totocalcio, tris, lotto. Più si aggiungevano giochi ed io giocavo diventando dipendente dal gioco.
Giocavo tutto, per tutto e su tutto. Si gioca sempre con la convinzione che si possa smettere da un momento all'altro.
Si può smettere in ogni istante, mi dicevo, tanto smetto quando voglio, mi ripetevo. Non mi serve nessun aiuto, non mi serve niente e nessuno ed invece il gioco d'azzardo diventava sempre più padrone di me.
Mi comandava, mi cambiava il carattere, mi rendeva nervoso, agitato e cattivo.
Ho iniziato a giocare con piccole somme di denaro poi queste cifre aumentavano e non avevano mai fine sempre con l'illusione di recuperare e vincere per riuscire a sistemare economicamente tutto quel disastro che avevo combinato.
Insomma mi isolavo da tutti e da tutto solo per concentrami, se si può dire così, su quel maledetto gioco inventando scuse e bugie per avere sempre in mano più soldi per giocare.
Mi sono affidato alle finanziare per mantenere il mio vizio.
Sono pure arrivato a cedere un quinto del mio stipendio per avere più soldi da giocare. Io sempre più convinto che i miei parenti non sapessero nulla, che i miei amici non sapessero nulla. Cercavo di tenere tutto nascosto. Raccontavo bugie per quanto riguarda lavoro e stipendio. Dicevo che mi pagavano un po' alla volta e che il lavoro era in crisi.
Ma nel 2008 sono stato messo davanti ai documenti e ai fatti avvenuti e sono stato costretto ad accettare un

aiuto concreto del SERT, oggi diventato SERD, dove per iniziare fui portato da una mia sorella. Poi dallo psicologo per cercare di smettere ma io giocavo dopo le sedute al SERT.

Poi fui messo a conoscenza che a Domodossola esisteva, ed esiste ancora, un gruppo di auto aiuto di giocatori anonimi.

Dal 2008 al 2009 sono riuscito a smettere di giocare con la convinzione che ora potevo fare da solo, camminare con le mie gambe e che il gioco non era più il mio demone.

Quindi non avrei più frequentato il gruppo, non sarei più andato dallo psicologo. Ecco gli errori commessi.

Il gioco sarebbe diventato nuovamente padrone del mio Io, della mia mente.

Così la ricaduta è stata bruttissima. Dal 2009 al 2015 il gioco ha fatto emergere il peggio di me. Ho rubato i soldi in casa, sul lavoro chiedevo scuse, bucavo sempre le ruote dell'auto per aver più denaro per giocare.

Nell'agosto del 2015 sono stato messo di fronte ad un bivio: o smetti di giocare o ti licenzio, mi disse il mio datore di lavoro. Fu chiamata anche mia sorella, ma di fronte a questo bivio sono stato io a firmare il mio licenziamento.

Questo ultimatum mi ha fatto pensare anche al suicidio. Quel giorno, 1 agosto 2015 ho vagato per ore ed ore pensando come potevo mettere fine a tutto questo, alla mia vita, a tutti i problemi che avevo creato ai miei parenti. Potevo mettere fine a tutto, ma nello stesso tempo non avevo il coraggio di farla finita. Piangevo mentre giravo come un automa in auto. Una telefonata mi ha riportata alla realtà con queste testuali parole: "Dove stai andando, cosa stai facendo? Vieni a casa che troviamo anche questa volta una soluzione però vieni subito a casa".

Sono andato a casa e il giorno dopo accompagnato al

SERT da mia sorella. Qui sono stato a colloquio con Nino, il responsabile del gruppo di auto aiuto di Domodossola, e dall'agosto 2015 non butto più un euro per il gioco.

Faccio piccole spese con il cuore, pieno di gioia non dovendo chiedere nulla, ma anzi non dovendo arrampicarmi sui vetri per poter avere soldi.

Ancora adesso mia sorella mi chiede un resoconto economico volante per sapere cosa spendo e cosa faccio, ma nulla di più.

Però devo dire, molto tristemente, che il marchio di giocatore compulsivo resta impresso su di noi come un marchio a vita perché, anche se non si gioca più, per tanti sei sempre un giocatore compulsivo.

A tale proposito vorrei raccontavi uno spiacevole episodio accaduto in famiglia recentemente. Io ero da tutt'altra parte con la mia compagna, ma sono stato accusato di un ammanco di denaro. Ecco perché dico che il marchio di giocatore rimarrà a vita marchiato sulla tua pelle come un tatuaggio indelebile.

Ora non gioco più e devo ringraziare la mia famiglia, il gruppo, la mia compagna, il SERD che con i colloqui continua ancora a supportarmi.

C'è stato un momento, recentemente, quando sono stato accusato di aver preso dei soldi che ho traballato come un pungile che prende un paio di cazzotti forti ben assestati, rischia di andare al tappeto, ma rimane in piedi.

Mi sono detto "continuerò a non giocare" per me stesso, per i miei familiari e soprattutto perché io con quella mancanza di denaro non avevo nulla a che fare.

Sono Lorenzo e il gioco d'azzardo

Sono Lorenzo e ho settanta anni.
Con il cuore aperto e in ginocchio sui ceci, con una buona dose di umiltà mi accingo a raccontare il mio amplesso con il gioco d'azzardo.
Fin dalla gioventù mi è sempre piaciuto giocare. Lotto (studio di sistemi), Totocalcio (idem) e gioco di carte (scala quaranta ramino).
Poi il tris, gratta e vinci (pochi), lotterie solidali, scommesse sportive di calcio.
Ma il massimo delle dipendenze con le slot machine o macchinette come diavolo si chiamano.
All'inizio non sapevo come funzionavano. Un amico mi insegnò!! Nel corso degli anni ho speso un bel po' di soldi, anche se non ho mai ricorso alle finanziarie.
Ho cercato sempre di affrontare le spese della famiglia in tutte le sue esigenze. Ma la frustrazione, il rimorso, la rabbia che mi prende ogni volta che perdo alle macchinette incidono sul mio stato d'animo.
Quante volte ho pensato di sfondare le macchinette con una mazza da muratore!
Da tempo frequento un gruppo di auto aiuto per uscire dalla ludopatia.
Alcuni componenti sono ammirevoli per i loro decisi periodo di astinenza e sobrietà.
Una sera alla settimana ci incontriamo per parlare amichevolmente dei nostri problemi personali per quanto riguarda il gioco e la chiacchierata non subisce giudizi ed accuse.
È un auditorio corretto ed educato. Nel mio caso il gruppo ricorda e frena o almeno tenta di frenare questa mia attitudine compulsiva. In fondo sono ancora un giocatore, diciamo in convalescenza.
La cura drastica nel mio caso? È di stare alla larga da

luoghi di tentazione e di girare senza soldi in tasca. Il problema è di riempire il tempo con impegni alternativi come lavoretti, dedicare il tempo alla natura, osservare le persone, riflettere sul senso vero della vita, andare a messa, pregare, dedicarsi a chi ha bisogno, anche dei famigliari nelle incombenze quotidiane.

La partecipazione al gruppo spontaneo di aiuto permette per una sera anche di evadere la noiosa serata davanti alla tv.

In sintesi: abbassa il gioco compulsivo che mangia i beni e la pensione.

Voglio citare alcuni proverbi in merito: letto, donne, gioco e fuoco non s'accontentano mai di poco. Oppure vino, donne e gioco fanno perdere la testa anche ai sapienti.

L'obiettivo finale di questa confessione è di raggiungere un equilibrio, un certo grado di serenità perché la felicità non è di questo mondo.

Mariolone 24 ore alla volta: posso, devo e voglio riuscirci

Già con l'entrata in scena delle prime macchinette, ho iniziato a giocare, sullo schermo si vedevano quei birilli di tutti i colori, si poteva vincere con poche lire diversi soldi *(testimonianza scritta il 10 dicembre 2021, ndr)*.
D'altronde ero bravo ai video games, al giochino del calcio e super Mario vincevo sempre e sarebbe stato semplice, pensavo, portare a casa una cena gratis e chissà forse di più di una cena…
Invece, senza rendermene conto, stavo entrando nel vortice di disperazione.
In poco tempo buttavo via soldi e tempo che toglievo a momenti spensierati e felici con amici e passioni.
Diventavo così schiavo del maledetto gioco. Smettevo per un po' e poi ricadevo, mi dicevo basta e invece come un automa mi risvegliavo davanti a quella sporca e maledetta macchinetta, con le mani che puzzavano di metallo marcio per il puzzo delle monete che scendono nel contenitore delle slot.
Non sapevo più chi o cosa ero diventato; già se per caso vincevo ero contento perché così avrei potuto giocare di più.
Smettevo per un po' e poi ricadevo, firme e soldi di amici e parenti per pagare i debiti, debiti che diventavano sempre più pesanti a causa del gioco.
Prendevo lo stipendio e mi rimanevano 50 euro: rischiavo così di buttare via la mia vita e la vita di mia moglie, ero una delusione per me e per gli altri, sempre convinto che potevo smettere quando volevo.
Ne ho combinate tante per procurarmi sempre più denaro per giocare. Ho richiesto di fare una rapina ed ho pensato di farla finita per sempre.

Un giorno ho toccato quello che definirei il mio fondo. Sono andato al SERD da una psicologa. Lei mi ha consigliato un metodo che ho seguito grazie all'aiuto di mia moglie. La dottoressa mi ha poi fatto conoscere il gruppo di auto aiuto.
Da allora sono passati, ventiquattro ore alla volta, otto anni e dieci mesi di non gioco.
Credo che sarò sempre un giocatore compulsivo, ma per ora non sto giocando, conscio che distruggerei tutto e tutte le persone che mi hanno aiutato, supportato e sopportato.
Io non ho smesso, io non sto giocando ma non devo, non posso e non voglio giocare. Terrò ben alta la guardia anche con il grande aiuto degli amici di giocatori anonimi, dovrò avere sempre un po di paura del demone del gioco.
Sentire altri che come me soffrono e hanno sofferto mi aiuta ad essere meno spavaldo al riguardo.
Ventiquattro ore alla volta, posso, devo e voglio riuscirci.

Il bilancio di 6 anni di Graziano

Sono Graziano e vorrei fare una analisi completa della mia situazione di non gioco attraverso la mia esperienza personale.

Sono 6 anni *(testimonianza raccolta nel dicembre 2021, mdr)* che partecipo al gruppo di "auto aiuto" e durante questo mio cammino faticoso ho incontrato diversi ostacoli e tanti problemi.

Cercherò, attraverso la mia esperienza, di essere chiaro e nello stesso tempo sincero e responsabile di quello che vi racconterò.

Ci sono stati momenti bui, tristi e molto demoralizzanti che mi hanno convinto a partecipare al gruppo di Domodossola dove ho scoperto che la causa principale era il gioco sempre più frequente, costante che mi ha portato alla compulsività e provocato danni morali, economici e alla mia persona.

Durante questo periodo (riferito ai 6 anni di presenza al gruppo di aiuto) sono più volte ricaduto, purtroppo, mio malgrado, quattro volte.

Nella prima ricaduta, dopo un periodo di astinenza dal gioco di 90 giorni perché mi sembrava di aver risolto il problema. In realtà sono stato influenzato dalla voglia di cercare attraverso il gioco la fortuna e cercare così di coprire i vari debiti ed estinguere il mutuo stipulato per la casa.

I risultati sono stati veramente scarsi e hanno creato altri problemi non solo sotto l'aspetto personale ma anche a livello economico.

Ho perso tanti soldi... non saprei quantificare quanti, ma se dovessi fare un breve conteggio sono saltate per esempio tante vacanze estive e l'acquisto di altri beni materiali.

Ho rubato dalle tasche di mio padre e preso dal

portafoglio di mio figlio i soldi per giocare, giocare in particolare a 10 e lotto, al lotto e al gratta e vinci in continuazione.

Il mio pensiero era rivolto al gioco e a vincere e rigiocare ma questo risultato mi ha portato ad ottenere solo e soltanto risultati negativi.

Sono rientrato al Gruppo demoralizzato, mi sono pentito e scusato per le mie ricadute.

I vari componenti del gruppo mi hanno dato la forza di reagire e di poter ritornare sulla strada giusta attraverso la lettura dei passi mentre le varie testimonianze mi hanno ridato un po' di coraggio, di forza e di fiducia.

Nella seconda ricaduta, dopo quasi 3 mesi di non gioco, sono tonato commettendo gli stessi errori e ho perso di nuovo tutto.

Sono tornato sempre al Gruppo e ho ripreso questo cammino reso difficile dalle varie tentazioni, dalla voglia di rigiocare, pur consapevole che questa compulsività mi creavo solo un danno.

Nella terza ricaduta sempre peggio: ero confuso e stressato dal lavoro, dalle precarie situazioni finanziarie che non mi permettevano di far fronte alle spese quotidiane.

Il gioco mi ha portato ad essere un soggetto asociale, dipendente dal gioco: andavo nelle varie tabaccherie solo per giocare, giocare e ancora giocare.

La mia sindrome dei numeri mi costringeva a giocare e a insistere sempre sugli stessi numeri; una vera e brutta malattia contagiosa. Io sfidavo il gioco, lui era più forte di me, ma era una lotta continua, una battaglia persa alla fine solo da me.

Nel settembre 2019 la quarta, e spero ultima ricaduta, dove mi sono giocato molto di me stesso.

Mi sono giocato quasi tutto il mio stipendio prelevando continuamente dal bancomat come se fosse una cosa normale. Ho giocato tanto e ho perso tanto non trovavo

più me stesso. Ero coinvolto in questo vortice fatto di numeri, di euro che uscivano da tutte le parte, dagli occhi alle tasche, in piena agitazione e eccitazione. Una malattia ossessiva e possessiva insomma.
La morale: ho perso tutto e tanto.
Tutto il denaro, la dignità della mia persona, la mia autostima e la fiducia in me stesso, la fiducia di mio figlio e di mio padre.
Quando sono ritornato al gruppo di aiuto mi sono sentito veramente un'altra persona triste e apatica.
Il Gruppo mi ha ridato la forza per cambiare, per valorizzare tanti aspetti. Mi ha trasmesso fiducia e energia positiva attraverso il programma dei passi e con le testimonianze dei componenti del gruppo. Persone che non mi hanno mai giudicato, nonostante le quattro ricadute, ma solo incoraggiato affinché fosse l'ultima volta.
Sono riuscito così a festeggiare un anno di non gioco con una bella festa ma il percorso è stato ricco di insidie e tentazioni, ma grazie alla buona volontà e al mio impegno, i risultati positivi sono arrivati.
Due mesi e mezzo fa ho festeggiato il 2 anno di non gioco con tutte le varie problematiche. Merito mio ma anche della forza del Gruppo di auto aiuto di cui faccio parte di cui mi sento partecipe e attivo all'interno come se fosse una seconda famiglia.
Al Gruppo ora mi sento a mio agio, sto bene e sono più tranquillo e sereno.
Sto sempre attento a non ripetere certi errori e sto cercando di riconquistare la fiducia dei miei cari che avevo mandato in frantumi in tante occasioni.
Ora mi sento un soggetto più responsabile, più maturo anche se il cammino è ricco di ostacoli e ci sono tante difficoltà di ogni tipo da affrontare, ma la voglia di crescere e maturare è più forte per non ripetere gli sbagli del passato.

In questi due anni e mezzo ho impegnato il mio tempo lavorando, riempiendo i tempi morti sempre con varie attività, sempre a fare altro. Ho praticato e pratico sport. Nuoto, basket, inoltre mi piace passeggiare e camminare in modo da tenere impegnata la mente e non pensare al gioco. Ho fatto anche l'orto, utilizzato meglio il tempo dopo il lavoro stando di più con mio figlio e con gli amici. Insomma mi dovevo e devo distrarre così da occupare il tempo con impegni dimenticando la negatività del gioco e le sue conseguenze. Ho riscoperto certi aspetti positivi: nuovi amici, nuovi interessi, il piacere di cucinare, di scrivere, di leggere e fare qualche lavoretto di casa. Ora sono un'altra persona: più viva, più libera, più interessata alla socialità nonostante le difficoltà della vita quotidiana. Ogni venerdì sera, lavoro permettendo, partecipo con particolare interesse, motivazione e impegno alle riunioni e attività del Gruppo di aiuto. Il mio slogan è diventato da un po' di tempo il seguente: "Lontano dal gioco, vicini al Gruppo". Buone 24 ore

Il dramma di un familiare di un giocatore compulsivo

"Perché non c'è niente nella vita di un uomo, niente di così grande come il perdono, niente così infinito come il perdono" canta Vecchioni e io ho perdonato. Forse ho perdonato, o forse no.
Come posso veramente perdonare? Posso nascondere il ricordo in un anfratto della memoria, posso soffocare il rancore sotto una coltre di tenerezza, posso sedare lo sgomento con la dolcezza di un abbraccio, ma il dolore no, non riesco a farlo sparire. Questo dolore intenso che mi ha colpita come una pugnalata quando ho scoperto che mio marito era schiavo del gioco.
Questo dolore che si è insinuato nella mia anima e ha sopraffatto ogni razionalità.
Questo dolore che voglio relegare nella cella dell'oblio ma che inesorabile ritorna e svela tutta la mia vulnerabilità.
Questo dolore che si è alimentato di tradimento.
Non sono stata tradita per l'apprezzabile fondo schiena di una ventenne, o di un maschio avvenente, nemmeno per ambizioni di carriera o per sfrecciare su una potente auto sportiva, no, il mio rivale era lo squallido scintillio di una slot machine.
Con il rimbombo nelle orecchie di quei suoni allucinogeni si sgretolava un rapporto.
Ho sentito la terra aprirsi sotto i miei piedi mentre furiosa riempivo una valigia.
Ho visto le pareti cadere su di me nell'affannosa ricerca del mio passaporto.
Nemmeno le lacrime avevano la forza di scendere dai miei occhi mentre spasmodicamente cercavo una via di fuga da quel terremoto relazionale.

I suoi pianti, i suoi tentativi di abbracciarmi, le sue promesse evanescenti, i suoi giuramenti che erano diventi ormai spergiuro: forse era solo un brutto sogno.
No, era la squallida realtà che mi piombava addosso con la ferocia di una belva e che si nutriva della mia sofferenza.
Il mio mondo andava in frantumi, la fiducia diventava solo un vocabolo senza valore, una famiglia si stava polverizzando per gli istrionici richiami di una macchinetta.
Poi le mie urla, non così liberatorie da poter perdonare ma sufficienti per far prevalere la razionalità: se vogliamo ricostruire qualcosa si deve ripartire da zero con le mie regole.
Psicologo, niente bancomat, pochi spiccioli in tasca, gruppo di ascolto e i controlli che quotidianamente facevo, ma che mi sono sempre pesati come un macigno, e che ogni giorno mi ricordavano che il dubbio doveva sempre essere il mio compagno di viaggio.
Il dubbio che mi fa indagare su ogni sguardo, su ogni scontrino, su ogni movimento anomalo.
Il dubbio che mi fa mantenere alta la guardia ma che mi sfianca ogni giorno in una lotta impari ma necessaria.
Sono stanca di sospetti, di paure, di rancori e ire contro un sistema che distrugge le vite in nome del dio denaro.
Sono stanca di un mondo di suoni illusori e di colori artefatti che schiavizzano senza catene.
Sono stanca di chiedere ogni settimana: "come è andata la riunione?".
Vorrei cancellare molte pagine della mia vita ed estirpare alla radice questo dolore che mi lacera lentamente anche quando pare sopito.
Ora le lacrime sgorgano abbondanti dai miei occhi quasi a lavare il ricordo.

Testimonianza della figlia di un giocatore

Ormai sono passati quasi nove mesi dal giorno in cui ho conosciuto la malattia del gioco compulsiva. Mio padre gioca da anni, ma è stato sempre molto bravo a nasconderlo e fingere.
Non è stato facile affrontare il problema all'improvviso. Un problema che mi ha cambiato la vita. Mi ha cambiato la vita perché ho conosciuto un modo parallelo, la malattia del gioco.

Io, giocatore compulsivo

Sono un giocatore compulsivo in recupero da circa un anno con il sostegno del gruppo di auto aiuto di Domodossola. Tanti anni fa iniziò la mia distruzione con il gioco d'azzardo. Giocavo di tutto, dai gratta e vinci, le macchinette, scommesse sportive, enalotto e tanto altro. Ho provato a smettere da solo cercando di tenere a bada il demone del gioco e nascondendo agli altri il giocatore compulsivo che era in me. Il gioco mi aveva portato a diventare bugiardo, mentendo spudoratamente allo scopo di giustificare il mio bisogno di denaro. Ero sempre alla genetica e disperata ricerca di denaro per giocare, dovevo giocare, dovevo vincere per sistemare i miei problemi finanziari avendo solo una cosa in mente: il gioco. Questo mi ha portato ad isolarmi da tutto e da tutti a non essere creduto e a non avere più la fiducia di amici e familiari. A volte mi guardavo allo specchio e mi vergognavo per quello che ero diventato. Ho anche pensato al suicidio. Ora le cose sono diverse, la mia famiglia è presente ed il gruppo di auto aiuto è linfa vitale per il mio percorso di recupero. Adesso posso di nuovo guardarmi allo specchio senza provare vergogna, ma rimane la rabbia per tutto ciò che ho combinato. Il mio cammino continua sereno, perché non sono più solo e il mio domani sarà migliore anche se è sempre difficile perché c'è da tenere a bada la voglia di giocatore compulsivo, ma per il mio domani mi attendono giorni meravigliosi.

Non riuscivo a smettere di grattare

Sono Michela una giocatrice compulsiva da un paio di anni. Da sette mesi *(testimonianza raccolta nel gennaio 2020, ndr)* ho smesso di giocare grazie all'aiuto di uno psicologo e del gruppo di auto aiuto di Domodossola.
Ho iniziato con la lotteria istantanea dei "gratta e vinci" che sarebbe meglio chiamare dei "gratta e perdi e ti rovini la vita".
All'inizio riuscivo a vincere quindi ho continuato. Grattavo e vincevo, ma con il passare del tempo le vincite erano sempre minori. Così ho iniziato a spendere sempre più soldi per poter acquistare i maledetti "gratta e vinci".
Per poter avere sempre più soldi da spendere nell'acquisto delle lotterie istantanee, è iniziato il mio calvario: ho iniziato a raccontare bugie in famiglia. Sono arrivata anche a rubare dei fondi per poter continuare a giocare.
Agli amici raccontavo le storie più strane per poter avere i soldi per acquistare i "gratta e vinci".
Non era però più una questione di vincere o perdere. Era solo la sensazione che mi dava grattare, solo questo volevo.
Andavo a dormire e non vedevo l'ora che arrivasse la mattina per continuare a giocare.
Ero diventata egoista e insensibile, pensavo solo a me stessa e non mi interessava più neanche la famiglia finché non ho toccato il mio "fondo".
Sono stata scoperta ed è meglio così visto che ho potuto chiedere l'aiuto di cui avevo bisogno.
Adesso sto meglio, ma devo ringraziare la mia famiglia che malgrado tutto mi è stata vicina e in special modo il gruppo di giocatori anonimi di Domodossola perché loro capiscono meglio di altri quello che sto affrontando

perché ci sono passati anche loro.
Nel gruppo nessuno mi giudica e soprattutto insieme, un giorno alla volta, si è lontano dal gioco.
Ancora adesso giro per la città senza soldi ed evito i bar e le tabaccherie dove si trovano in bella vista quei maledetti biglietti di illusione.
Lascio a mio marito la tenuta dei conti di casa. Giustifico, facendo vedere gli scontrini, ogni mia uscita economica anche minima.
Mi è capitato anche di sognare di giocare e grattare. Per mia fortuna solo un sogno, cosa abituale a chi inizia un percorso di recupero.
Un giorno alla volta per continuare questo percorso iniziato sette mesi fa.

Michela, giocatrice compulsiva di gratta e vinci

Il mio primo anno di sobrietà

Cari amici e compagni di avventura, buona sera a tutti sono Francesco giocatore compulsivo e vi ringrazio per la serata speciale che mi avete regalato proprio oggi.
È un anno di non gioco e per me è un piccolo e grande traguardo.
Un anno pieno di difficoltà fatta da momenti belli difficili impegnati, ma anche positivi piena di voglia di cambiare me stesso e il rapporto problematico con il gioco.
Frequento il gruppo di auto aiuto di Domodossola da qualche tempo e a ottobre sono esattamente 5 anni.
In questi anni di presenza al gruppo ho vissuto momenti brutti come le ricadute, almeno quattro, e condizionato da stati di animo diversi e relativi problemi. Sono stato aiutato dal gruppo stesso che mi ha accettato, accolto e qui ho potuto confrontarmi con le altre persone del gruppo attraverso le varie esperienza e testimonianze durante gli incontri.
Il gruppo mi ha permesso di vivere con tranquillità e serenità attraverso un programma preciso, attraverso la lettura dei 12 passi e le varie riflessioni.
I miei progressi sono stati difficoltosi perché ho incontrato tanti ostacoli, ma sono sempre stato sul percorso di formazione e spesso i miei compagni di avventura mi hanno sorretto e dato un aiuto nei momenti difficili e ce ne sono stati tanti.
Sono ricaduto più volte, mi sono rialzato, ripreso e mi sono messo in discussione e grazie alla buona volontà ho ritrovato l'autostima, la fiducia, le energie positive e tanta voglia di reagire.
Adesso Francesco è più responsabile, più maturo anche se ha ancora margini di miglioramento.
Il gruppo mi ha portato ad essere una persona più

attiva, partecipe, migliore e per questo ringrazio di cuore tutti voi.

Francesco vuole essere un piccolo aiuto all'interno del gruppo e vuole vivere con serenità, con sorriso e poter dire sempre: lontani dal gioco, vicini al gruppo.

Oggi festeggio un anno di non gioco: 365 di questi giorni.

Con affetto e gran rispetto,

Francesco

Alessandro si racconta nel silenzio più assoluto

Il solito bar, il solito caffè` di routine, non ho il solito euro e pago con una banconota da cinque con il resto di quattro euro in moneta, mentre bevo il caffè ecco un insolito suono mai sentito prima, era una musichetta che annunciava la vincita di un gioco ...il video poker....era la prima volta che lo vedevo e mi sono avvicinato incuriosito per vedere come funzionava. Chi stava giocando se ne va, non so quanto aveva vinto o perso al gioco, io resto un attimo a guardare la macchina, bella con tante luci che ti ipnotizzano, le luci che girano il video che fa girare le carte con le varie giocate e ogni volta che girano le carte una musichetta ti accompagna e che sembra che ti dica GIOCA GIOCA GIOCA ed e li che tiro fuori un euro dei quattro rimasti dalla tasca, lo gioco e lo perdo. Ancora non capivo e non sapevo come funzionava il gioco: ho giocato il secondo euro e ho perso anche quello allora lascio stare e mentre esco metto le mani in tasca, avevo ancora due euro.
Non so cosa mi sia passato in quel momento per la testa ma tanto e bastato per tornare indietro e giocare anche i due euro, naturalmente anche quelli sono stati persi.
Per quel che ricordo e stata cosi la prima volta che ho incontrato le macchinette per l'appunto il video poker. È l'anno 2000, un anno che ha cambiato completamente il mio modo di essere. Sposato con due figli un bel lavoro nessun problema con i soldi, si facevano le ferie tutti gli anni al mare, mia moglie faceva la mamma a tempo pieno e l'anno 2000 mi ha ribaltato completamente. Da quel primo euro giocato sono passati tanti, ma tanti euro, il video poker mi aveva

rapito in tutti i sensi uscivo dal lavoro andavo a giocare, facevo tardi a casa con qualsiasi scusa pur di giocare. Dopo circa un anno e mezzo la moglie si accorge che qualcosa non va e cerca di dialogare con me per capire cosa stava succedendo ma in realtà davo delle giustificazioni assurde pur di sviare la discussione e far emergere quello che realmente stava succedendo, mia moglie insiste ed emerge una parte del problema lo affrontiamo andando da psicologi, sembrava tutto rientrato, per un periodo era tornata quella armonia familiare di prima.

NE SONO FUORI

Niente di più falso... sono passati circa due anni e un giorno ricomincia l'incubo. Questa volta diventa più devastante, non bastano più i soldi per giocare e se mentre la prima volta non avevo mai fatto debiti questa volta mi sono inventato di tutto pur di giocare. Enormi giocate che mi dava delle false vincite per poi rigiocare tutto e cadere sempre più in basso. Anche stavolta la moglie mi mette al muro e ho cominciato un percorso che sembrava funzionasse.

Tre anni dopo si ricomincia..questa e la terza ricaduta ancora più disastrosa. Faccio prestiti a non finire due cessione del quinto, anticipo sulla liquidazione e chi più ne ha più ne metta. Il gioco si e impossessato della mia volontà mi rendo conto che sto perdendo tutto compresa la famiglia sono andato avanti per 6 anni: una eternità. Per la terza volta e mia figlia che mi prende e comincia a mettere dei paletti nella mia vita ma nulla: ero troppo preso dl gioco. Poi un giorno degli amici di famiglia cui siamo molto attaccati mi prendono insieme con mia moglie e mi consigliano di andare in un centro perché lì avrebbero potuto aiutarmi. Così feci andai al SERT a Pallanza e chiesi aiuto.

Lì ho conosciuto degli operatori che mi hanno aiutato. Ho fatto un percorso durato due anni e sto continuando ancora oggi, durante il quale sono stati estrapolati ricordi e traumi della mia vita, traumi che insieme alla morte di mia mio padre hanno scatenato atteggiamenti e comportamenti assurdi fuori da ogni controllo, di questo devo ringraziare la dottoressa che mi sta seguendo.

Un percorso non facile, legato a continui dolori e rabbie... tante rabbie ma che, una volta emerse mi hanno reso più tranquillo e consapevole delle mie azioni. Poi un giorno mi si presenta una occasione: la possibilità di poter confrontare le mie esperienze di gioco con altre persone con lo stesso problema. Da subito ero restio, la paura di essere criticato additato da persone che neanche conosci non mi tranquillizzava e non mi piaceva cosi decisi di andare a un incontro senza sentirmi in obbligo con il gruppo di auto aiuto.

E un venerdì entro nella struttura che ospita il gruppo e mi presento. Da subito tutti si presentano con nome e la frase "sono un giocatore compulsivo...". Una frase che al momento non capivo ma poi l'ho capita: è un modo di essere consapevoli di quello che sei senza nascondersi e vergognarsi.... Mi danno il benvenuto e mi spiegano le regole del gruppo e la sua funzione.

Essendo l'ultimo arrivato ogni giocatore racconta in poche parole la sua storia: «Ciao sono Stefano e sono un giocatore compulsivo la mia storia è... ». Uno per uno si presentano e si raccontano finche arriva il mio turno.

In quel momento credevo di non raccontarmi anzi ero arrivato già deciso di ascoltare e basta, ma ecco il mio stupore: di tutto quello che ho detto nessuno mi ha interrotto, criticato, denigrato o fatto battute.

Tutti hanno ascoltato nel silenzio assoluto nel pieno rispetto della persone, questo era quello che cercavo: riuscire ad essere ascoltato senza essere interrotto, criticato o condannato. Mi sono lasciato andare e mi sono presentato:

«Ciao sono Alessandro e sono un giocatore compulsivo...» e mi sono raccontato nel silenzio più assoluto.

Vengo al gruppo perché non riesco a smettere

Sono Silvana, giocatrice compulsiva. Non riesco a smettere di farmi del male, prometto e non mantengo; giuro e chiedo perdono, ma poi ci ricado sempre ogni volta come se non ci fosse un domani, come se non ci fosse un futuro, come se il mio tempo libero sia passarlo a giocare e buttare via i soldi come se fossero caramelle.
La fatica che faccio per recuperare cinquanta euro e poi come in un soffio volano via.
Io non ho più niente da dire, non ho più promesse da fare e non ho più sogni da realizzare.
Passo la parola a chi è più sincero e onesto di me.
Un ultimo pensiero: non è colpa di nessuno è solo colpa mia.
Io ho bisogno di frequentare il gruppo, perché solo frequentandolo ero riuscita ad iniziare un percorso di recupero di non gioco.
Per questo spero che questo gruppo *(il gruppo di Verbania, ndr)* o quello di Domodossola continueranno ad esserci per me e per voi tutti.

Silvana, giocatrice compulsiva del Verbano

La storia di Mirella

Ciao sono Mirella. Giocatrice compulsiva. La mia storia inizia nel 2011 dopo la morte di mia mamma alla quale ero molto legata. Io ero una giocatrice sociale: giocavo al lotto quando c'era qualche ricorrenza da ricordare, ma spendevo solo poche lire e non esageravo mai. Devo dire che ero anche fortunata perché vincevo spesso al lotto o qualche gratta e vinci, ma niente di esagerato.
Poi per caso, durante una vacanza, ho scoperto le slot-machine, e anche lì, dopo aver messo poche monete, ecco che la macchina mi ha sfornato cento euro e da lì è partito tutto, non inizialmente, ma dopo la morte di mia mamma, per riempire il vuoto lasciato, passavo due ore in sala giochi, qualche volta vincevo e venivo via. Quando non vincevo ecco che nella mia mente scattava qualcosa che mi faceva continuare a giocare di più.
Premetto che sono rimasta vedova a 51 anni con due figli, 17 anni la ragazza 21 il maschio e quindi dal 1955 ho dovuto rimboccarmi le maniche per fare studiare i miei figli.
In quel tempo non mi sognavo neanche di diventare giocatrice compulsiva visto che giocavo solo al lotto. Mi sono sempre ritenuta una donna forte.
Passando gli anni, mio figlio si è laureato e lavorava in banca quindi poteva vedere i movimenti che effettuavo sul conto corrente.
Nel 2012 mi ha affrontato dicendomi che c'era un problema; ne abbiamo parlato e mi ha convito ad andare al SERT *(Servizio pubblico dell'Asl per combattere le dipendenze, ndr)* per parlare con la psicologa che si occupava delle dipendenze varie.
Ho scoperto così che quella del gioco era una vera e

propria malattia e mi è stato consigliato di frequentare il gruppo auto aiuto.
Qui, la prima volta che sono andata, non giocavo già da 15 giorni e lì eravamo un gruppo numeroso e durante la testimonianza ne ho sentite una di una ragazzo di 47 anni che mi ha fatto sentire tutta la sua disperazione, e da lì ho cominciato il mio percorso di astinenza.
Ho festeggiato l'anno di sobrietà ed ero molto contenta.
Il gruppo mi ha dato tanto.
Ero molto soddisfatta perché riuscivo a tenere a bada questo demone del gioco, quando dopo 17 mesi di non gioco ho avuto una ricaduta: ero disperata perché io ero convinta di farcela.
Partecipando al gruppo ne ho parlato e mi hanno confortata dicendomi che può capitare, e cos' ho ricominciato daccapo dandomi della cretina perché avevo rovinato tutto.
Però ho ripreso il mio percorso sforzandomi di combattere con quel demone tentatore che avevo in testa.
Ora continuo giorno dopo giorno, 24 ore per 24 ore e spero di continuare così.
Non ho fatto grossi danni economici, ma se mio figlio non si fosse accorto, non so come e dove sarei ora.
Ringrazio sempre mio figlio in primis e poi il gruppo di auto aiuto che mi supportato e ancora ora lo fa.
Grazie agli amici del gruppo per tutto l'aiuto e la compressione che mi avete dato e che ancora mi date.
Non ho tenuto il conto del tempo di astinenza fino ad ora, ma spero di continuare a non giocare per me, per i miei figli e per il gruppo di auto aiuto.

Non voglio più scommettere

Ciao sono Alessandro, giocatore compulsivo.
Ho sempre giocato fin dai 12 anni. Mi ricordo le partite a poker.
Poi un giorno, quando sono cresciuto e diventato autonomo economicamente, sono entrato nel mondo delle scommesse sportive.
Anziché la solita schedina del totocalcio, si poteva giocare cinque o sei partite di vari sport. Bisognava però indovinare tutti i pronostici e spessissimo non vincevo per un solo pronostico sbagliato.
Un giorno, vedendo un giornale di scommesse, ho letto la ricetta che mi ha rovinato la vita: per vincere bisognava giocare solo un evento e non tantissimi sport e così ho iniziato a farlo scegliendo il tennis, sport che mi ha sempre appassionato.
Non lo avessi mai fatto. Da allora, e sono trascorsi diversi anni, è iniziato il mio calvario.
Giocavo su un evento, di solito una partita di tennis in corso, praticamente 24 ore al giorno grazie al fatto che si poteva scommettere on line.
Giocavo, qualche volta vincevo e poi una ricaduta con la perdita di grosse somme di denaro, perdite sempre maggiori di volta in volta che mi obbligavano a fare debiti per far fronte alla situazione.
Insomma ero diventato prigioniero nel vortice del gioco in un circolo vizioso.
Giocavo, vincevo anche grosse somme per poi riperdere il tutto facendo altri debiti sempre maggiori.
Ad un certo punto, grazie anche a mia sorella, ho deciso di seguire il gruppo di auto aiuto di Domodossola.
Qui ho preso coscienza di essere un giocatore compulsivo. Ho toccato il mio fondo, come diciamo in

gergo, ma da qui è iniziata la mia nuova vita.
Ora ho 56 anni e sono oltre un mese che non scommetto più. Un giorno alla volta per cambiare vita.

Alessandro

Tutto è iniziato con le carte

Tutto è iniziato molti anni fa con le carte. Giocavo a scala quaranta, ramino, scopa, sempre a soldi. Si vinceva e molte volte, troppe volte, si perdeva. Ero giovane e i soldi non mi mancavano perché ho sempre lavorato.
Più tardi sono arrivate le macchinette e la prima vincita è stata la mia rovina.
La prima moglie non mi ha contrastato.
Dopo una separazione sono stato solo molti anni. Vita sregolata, fumo, alcol, di tutto e di più.
Poi ho conosciuto una brava ragazza seria e con la testa sulle spalle come si suol dire.
I primi anni sono andati benissimo. Lavoro, due bellissimi figli, potevo fare il signore, però il gioco era sempre nella mia vita. Continuavo a giocare di nascosto e i soldi erano sempre meno.
Purtroppo le bugie hanno le gambe corte e la moglie e i figli se ne sono accorti. Prime discussioni e prime figuracce.
Quando i soldi finivano c'erano sempre gli amici. Sembravo un mendicante e i debiti crescevano.
Quando non ne potevano più per la vergogna mi hanno mandato in comunità sei mesi tranquilli senza soldi e senza bere.
Al ritorno pensavo di trovare qualcosa di diverso in famiglia però le cose sono andate peggiorando. Non m sentivo più amato.
Ho tenuto duro qualche mese ma alla fine altra separazione.
In tutto questo devo ammettere che è tutta colpa mia.
Per i gioco tanti anni fa perdevo spesso il lavoro però avendo tanti conoscenti: mi è sempre andata bene.
Adesso vivo con mia mamma e sono tornato al SERD e

al gruppo di auto aiuto di Verbania. Sono molto tranquillo e seguendo un percorso ben preciso spero di uscirne.

Lo so che è dura, ma questa volta devo farcela non solo per le persone che mi vogliano bene, ma soprattutto per me stesso.

Devo uscirne da solo, sto mettendo tutta la mia volontà e spero di poter dire che il gioco sia solo un brutto ricordo.

"Dai ragazzo che possiamo farcela". Un saluto a tutti e ricordatevi che c'è tanta brava gente che ci può aiutare.

Rossano, giocatore compulsivo

Sono rinata grazie alla nascita della mia nipotina

Ciao sono Maria, giocatrice compulsiva e non gioco da 11 anni, 5 mesi e 29 giorni. Vorrei raccontavi brevemente la mia storia.
Ho iniziato a giocare subito dopo la morte di mio marito nascondendo il tutto a mio figlio. Poi lui si è sposato ed ha scoperto la mia compulsività. Per tutta risposta lo ho allontanato da me ed ho continuato a giocare rovinandomi finanziariamente sempre di più.
Quante bugie dette per cercare di avere sempre più soldi da mettere in quelle maledette slot. Con mio figlio i rapporti si sono rotti in tutto questo periodo. Per me esisteva solo il gioco e nulla più.
Poi una notte, alle tre del mattino, ho ricevuto un SMS da mio figlio che annunciava la nascita della mia prima nipotina, ma sotto una frase che mi ha fatto sprofondare nella disperazione e fatto toccare il mio fondo. Mi figlio mi diceva che era nata la bambina, ma che non meritavo di vederla visto come mi ero ridotta.
Una frase che mi ha fatto male; avrei preferito prendere un sacco di botte che sentirmi dire quello che mio figlio provava per me.
Al mattino seguente sono subito andata a cercare l'associazione che aiuta i giocatori compulsivi. Ho iniziato a frequentarla e grazie all'aiuto dei fratelli che ho incontrato ho iniziato il mio percorso di riabilitazione.
Anche mio figlio ha saputo di questo mio cambiamento e dopo tre mesi, lui stesso che nel frattempo si era riavvicinato essendo io diventata un'altra persona, mi ha permesso di vedere la mia nipotina.
Non vi dico la gioia che ho provato nel tenere questa piccolina fra le braccia. Da quel giorno è iniziata

un'altra vita.

Dopo tre anni c'è stato l'arrivo di un altro nipote, ma questa volta ho potuto seguire tutta la gravidanza e stare vicina a mia nuora godendo le gioie della nascita.

Ora continuo a frequentare il gruppo che mi ha aiutato al quale sarò grata a vita. Senza di loro non avrei potuto riabbracciare più mio figlio, i miei nipoti e ricominciare così a vivere.

Oggi sono 11 anni, 5 mesi e 29 giorni che non gioco. Domani spero di aggiungere un altro tassello a questa sobrietà che mi ha dato nuovamente la gioia di vivere.

Una poesia di Pablo Neruda

Lentamente muore

chi diventa schiavo dell'abitudine,
ripetendo ogni giorno gli stessi percorsi,
chi non cambia la marcia,
Chi non rischia e non cambia il colore dei vestiti,
chi non parla a chi non conosce.
Muore lentamente chi evita la passione,
chi preferisce il nero su bianco e i puntini sulle "i"
piuttosto che un insieme di emozioni,
proprio quelle che fanno brillare gli occhi,
quelle che fanno di uno sbadiglio un sorriso,
quelle che fanno battere il cuore davanti all'errore
e ai sentimenti.

Lentamente muore chi non capovolge il tavolo,
chi è infelice sul lavoro,
chi non rischia la certezza per l'incertezza
per seguire un sogno,
chi non si permette almeno una volta nella vita
di sfuggire ai consigli sensati.
Lentamente muore chi non viaggia,
chi non legge, chi non ascolta musica,
chi non trova grazia in se stesso.
Muore lentamente chi distrugge l'amor proprio,
chi non si lascia aiutare,
chi passa i giorni a lamentarsi della propria sfortuna,
o della pioggia incessante.

Lentamente muore chi abbandona un progetto prima di iniziarlo,
chi non fa domande su gli argomenti che non conosce,
chi non risponde quando gli chiedono qualcosa che conosce.
Evitiamo la morte a piccole dosi,
ricordando sempre che essere vivo
richiede uno sforzo di gran lunga maggiore

del semplice fatto di respirare.
Soltanto l'ardente pazienza porterà al raggiungimento
di una splendida felicità.

Pablo Neruda

Postfazione

Da più di trent'anni mi occupo, per passione e per lavoro di problematiche socio-sanitarie legate ai consumi di bevande alcoliche e condivido momenti di vita nella frequentazione dell'auto-mutuo-aiuto con persone portatrici di questi problemi.

Quando nel 2014 ho iniziato ad occuparmi anche di problematiche socio-sanitarie legate al gioco d'azzardo patologico mi è stato naturale cercare e conoscere i gruppi di auto-mutuo-aiuto locali che danno sostegno a persone con problemi di gioco ed è stato un incontro fruttuoso.

Il giocare è parte della nostra vita di viventi, ci serve per imparare a crescere con gli altri, per sperimentarci, per divertirci, per sognare e poi tornare alla realtà. L'azzardo ci dà emozioni , emozioni forti quando si vince denaro, ma non è basato sulle capacità individuali o collettive ne sull'apprendimento, bensì sul caso, sulla fortuna.

Il gioco d'azzardo è conosciuto da secoli, ce lo racconta anche la grande letteratura a partire da Dostoevskij - il banco vince sempre, è l'unico che vince.

Quando si gioca per rincorrere l'illusione di recuperare denaro, il denaro perso, il giocare non è più tale ma diventa malattia- dipendenza, ed ha dei costi, costi che non paga mai chi offre il gioco bensì chi ne è vittima, i giocatori, le loro famiglie, la società tutta che paga i servizi di cura e assistenza, di lotta all'illegalità e alla criminalità che può invischiare il giocatore. Chi ci guadagna? I profitti del gioco d'azzardo sono sparpagliati tra l'industria del gioco e i governi locali e nazionali che hanno pensato ad una tassazione del gioco legale. Al momento la distribuzione dei profitti è comunque prevalentemente a favore dell'industria del gioco.

Dalla metà del secolo scorso, il mercato commerciale del gioco d'azzardo nella maggior parte del mondo è stato progressivamente legalizzato. In Italia il mercato del gioco è cresciuto in modo esponenziale a partire dagli anni novanta fino a raggiungere nel 2019 il valore più alto delle perdite per il gioco tra i paesi europei, inoltre nel 2019 l'Italia si collocava al 3° posto al mondo (dopo Giappone e Stati Uniti) per numero di apparecchi da intrattenimento (slot-machine e VLT).

Giocare d'azzardo è diventata un'attività permessa dai governi in misura sempre maggiore, nel contempo si è osservato il diffondersi di un approccio riduttivo al problema, sostenuto dall'offerta di gioco, attraverso una retorica già nota nell'ambito delle dipendenze (Rolando,Scavarda 2018; Rolando et al. 2020), secondo la quale i danni dell'azzardo riguarderebbero solo pochi individui"fragili", i giocatori problematici, che rappresenterebbero , in Italia come altrove, solo una piccola minoranza di giocatori.

Sappiamo invece che i danni da gioco coinvolgono un ampio numero di persone oltre i giocatori e che se la percentuale di giocatori problematici tende ad essere costante nel tempo, .. il rapporto con il gioco tende a modificarsi nel corso della vita e diversi fattori possono contribuire a portare un individuo, non necessariamente "fragile", ad avere dei problemi in determinate circostanze (Reith, Dobbie, 2012).

Senza contare che anche il gioco non patologico implica importanti costi sociali, in primis perché agendo come tassa regressiva (Gandullia, Leporatti, 2019) aumenta le diseguaglianze sociali con un conseguente incremento di problemi sanitari e sociali.

Nella seconda metà del secolo scorso anche in campo medico i Disturbi da Gioco d'azzardo sono stati riconosciuti come problemi di carattere sanitario.

Il "gioco d'azzardo patologico" (GAP) dal 1975 con l'ICD 9 (classificazione internazionale delle malattie) è stato inserito nell'elenco dei disturbi mentali e comportamentali e "giocare d'azzardo e scommettere" erano considerati tra i fattori di rischio per la salute correlati agli stili di vita; tuttavia il GAP non era mai stato considerato un problema di salute pubblica importante.

Dal 2014 con il DSM 5 (il manuale Diagnostico Statistico dei Disturbi Mentali) la comunità scientifica non parla più di malattia ma di "Disturbo da Gioco d'Azzardo" e lo definisce una dipendenza comportamentale cioè un disturbo con le stesse caratteristiche delle dipendenze da sostanze, anche se in questo caso l'oggetto della dipendenza è un comportamento e non una sostanza.

Nel 2017 in Italia con l'aggiornamento dei LEA (livelli essenziali di assistenza, cioè l'insieme delle prestazioni che il Sistema Sanitario Nazionale si impegna ad erogare ai cittadini che ne hanno bisogno) il trattamento dei DGA (disturbi da gioco d'azzardo) è entrato a far parte dei trattamenti erogati dai SerD delle Aziende Sanitarie Locali.

Il SerD è il Servizio delle Dipendenze patologiche ove operano equipe multidisciplinari e multiprofessionali di operatori specificatamente formati nell'ambito delle patologie da dipendenza.

I lunghi anni di lavoro mi hanno insegnato quanto sia importante la collaborazione con i gruppi di auto-mutuo-aiuto per sostenere le persone con disturbi da Gioco d'Azzardo, attraverso il confronto, la solidarietà, l'empatia, la condivisione dell'esperienza di riscatto, in un contesto tra pari, al fine di affrancarsi da una dipendenza. La frequentazione di un gruppo di auto-mutuo-aiuto è esperienza importante in un percorso riabilitativo e di prevenzione della ricaduta che nessun servizio sanitario ne nessun professionista può offrire. Solo la collaborazione tra persone con esperienze e competenze diverse, tra servizi pubblici e gruppi privati di Auto-Mutuo-Aiuto, può permettere a persone e famiglie che stanno vivendo momenti di grave difficoltà di affrontare i propri problemi e quindi riprendersi il diritto e la responsabilità delle proprie scelte di vita in un cammino di sobrietà.

Questo libro scritto a più mani, dopo una prima parte che documenta il dibattito locale su questi temi, è una testimonianza di vita vissuta, individuale e collettiva, di sofferenza e di riscatto, di dolore e di ritrovata gioia di vivere individuale e familiare.
Questo libro è uno strumento per sensibilizzare e contagiare chiunque voglia affrontare i propri problemi di gioco testimoniando che ce la si può fare e sensibilizzare chiunque voglia assumersi l'impegno civile di contrastare i problemi correlati alla diffusione del gioco d'azzardo.

Chiara Crosa Lenz
Direttore SERD - ASL VCO

www.ingramcontent.com/pod-product-compliance
Lightning Source LLC
Chambersburg PA
CBHW071418210526
45465CB00001B/448